www.ingramcontent.com/pod-product-compliance
Lightning Source LLC
LaVergne TN
LVHW050132080526
838202LV00061B/6471
9783855041138

عبادت و سلامتی

اعمال معنوی برای بهبود سلامت و سعادت

بدری السادات
حاطلی اصفهانی

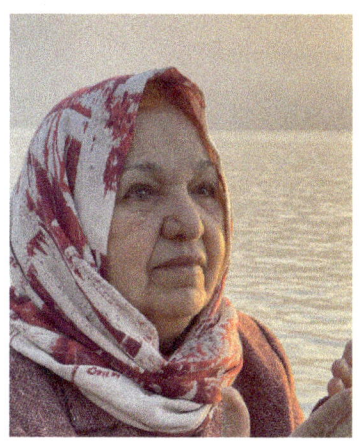

به نام خدای بزرگ و با حمایت او تصمیم گرفتم این کتاب را در مورد فواید عبادت بر سلامت روانی و جسمانی بنویسم تا به دیگران کمک کنم که به فواید بی‌پایان و تاثیر مثبت نیایش روحانی بر بهزیستی و شادی کلی پی ببرند. وقتی به همه کسانی فکر می‌کنم که می‌توانند این کتاب را بخوانند و با کمک آن به خدا نزدیک‌تر شوند و نعمت‌های او را در زندگی خود تجربه کنند، خوشحالی وصف‌ناپذیری را احساس می‌کنم.

در گذشته این افتخار را داشتم که معلم مدرسه باشم و به کودکان کمک کنم تا جنبه‌های گوناگون عبادت در اسلام را کشف کنند. تا امروز، احساس شادی و رضایت عمیق دارم وقتی دانش‌آموزان قدیمی‌ام به من می‌گویند که چگونه آن درس‌ها به آنها کمک کرده تا زندگی پرمعناتر و رضایت‌بخش‌تری داشته باشند و چگونه اکنون آن اصول را به فرزندان خود منتقل می‌کنند.

این کتاب تلاشی است برای ادای دین نسبت به نعمتی که در زندگی‌ام تحت حمایت او داشته‌ام و امیدوارم که بتواند به شما در یافتن مسیر به سوی رضایت الهی کمک کند.

تکمیل این کتاب بدون حمایت فداکارانه دختر عزیزم، مریم، که همیشه قدردان او هستم، ممکن نبود.

بدری السادات حاطلی اصفهانی

فهرست فصل‌ها

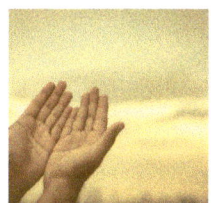 ۱ روش‌های مختلف عبادت

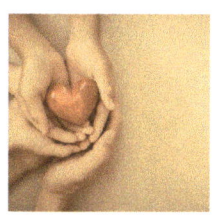 ۲ دعا برای سلامت جسمی و روانی

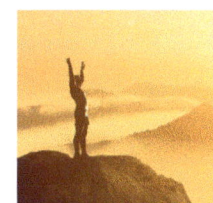 ۳ فواید عبادت برای جوانان

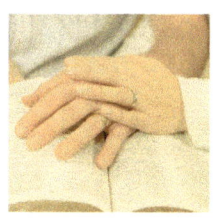 ۴ نقش دعا در خوشبختی زوجین

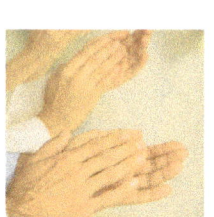 ۵ دعا برای رشد شخصی و حرفه‌ای

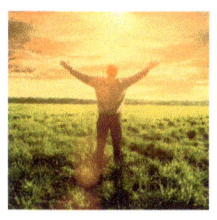 ۶ عبادت و آرامش درونی

فصل ۱
روش‌های مختلف عبادت

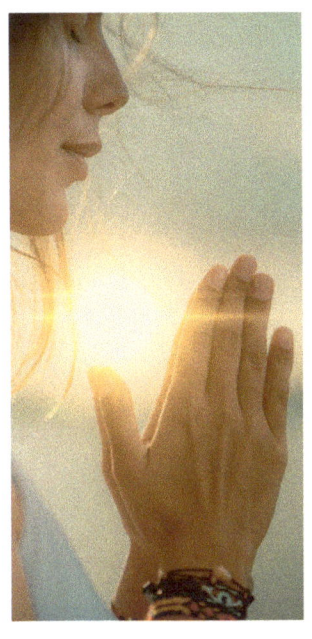 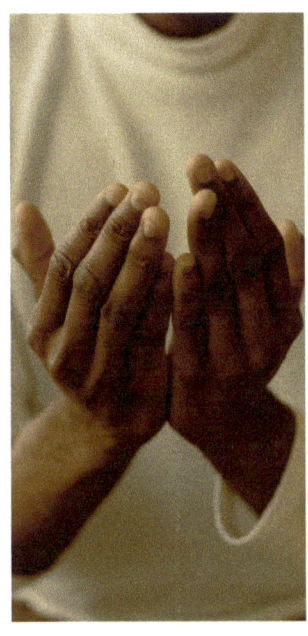 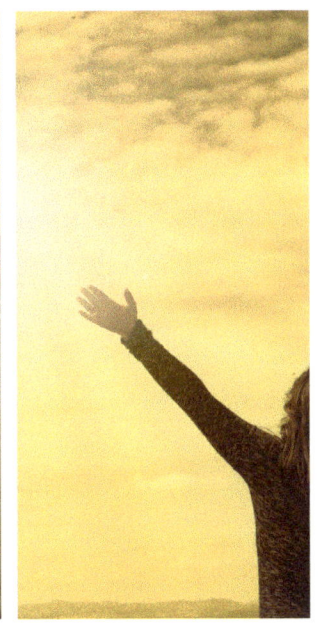

عبادت به اعمال و مناسکی اطلاق می‌شود که برای تقرب به خداوند و تعمیق پیوند انسان با خداوند انجام می‌شود. اشکال عبادت در ادیان و باورهای معنوی متفاوت است و شامل روش‌ها و اعمال مختلفی است که برای ستایش خدا اختصاص داده شده است. اگرچه اصطلاح «عبادت» در بسیاری از ادیان رایج است، اما ممکن است تعریف و آیین‌های مرتبط با آن در سنت‌های مختلف مذهبی متفاوت باشد.

در قلب همه انواع عبادت، هدف معنوی همسو شدن با ارزش‌های الهی است که منجر به رشد اخلاقی، آرامش درونی و سعادت ابدی می‌شود. درگیر شدن در عبادت، انعطاف‌پذیری معنوی فرد را تقویت می‌کند و حس آرامش را در زندگی شخصی و جمعی تقویت می‌کند.

روش‌های مختلف عبادت

دعاها اغلب از آداب، زمان‌ها و قالب‌های خاصی پیروی می‌کنند. این رویکردهای ساختاریافته اغلب نشان دهنده اهمیت دعا در حفظ ریتم معنوی در زندگی روزمره است. ابراز قدردانی، درخواست کمک و طلب بخشش نیز از عناصر رایج هستند.

در سنت‌های مختلف مذهبی، چه در هندوئیسم، مسیحیت، اسلام یا اعمال معنوی بومی، مردم از دعا برای شکرگزاری نعمت‌ها، درخواست حمایت یا قدرت و طلب بخشش برای اشتباهات استفاده می‌کنند.

در این فصل، من انواع مختلف عبادت در اسلام را بررسی خواهم کرد، زیرا این عبادت مورد مطالعه من است، اما اشکال مشابهی در سنت‌های معنوی مختلف یافت می‌شود. در حالی که اشتراکات و تفاوت‌هایی در بیان آنها وجود دارد، همه آنها می‌توانند تأثیر مثبت مشابهی بر سلامت و تندرستی داشته باشند.

نماز و عبادت خدا
نماز یکی از اصلی ترین عبادات است که شکاف بین انسان و خدا را پر می‌کند. در اسلام، **نماز یومیه** (صلوات) واجب است و یادآور حضور خداوند در زندگی است. این پنج نماز روزانه به تمرین‌کنندگان کمک می‌کند تا به دنبال راهنمایی، درخواست برکت و حفظ رابطه آگاهانه با خداوند متعال در طول روز باشند. نماز فراتر از اهمیت معنوی خود، اثر آرام بخشی نیز دارد و آرامش درونی و ذهن متمرکز را به ارمغان می‌آورد.

روش‌های مختلف عبادت

تلاوت صحیفه

تلاوت *قرآن* یکی دیگر از عبادات مهم در اسلام است. اعتقاد بر این است که قرآن حاوی کلام مستقیم خداوند است و خواندن یا تلاوت آیات آن نه تنها شایستگی معنوی را به همراه دارد، بلکه یادآور هدایت ها و دستورات خداوند است. تأمل در آموزه های قرآنی آرامش درونی را به ارمغان می آورد و به افراد کمک می کند تا چالش های زندگی را با خرد و شفافیت اخلاقی طی کنند.

دعا

دعا یا دعا گفت و گوی شخصی بین فرد و خداوند است که از طریق آن نیازها، خواسته ها و دغدغه ها را بیان می کند. دعا نه تنها پیوند معنوی انسان را با خدا تقویت می کند، بلکه باعث تسکین عاطفی و اعتماد به مشیت الهی می شود. در مواقع پریشانی یا سپاسگزاری، دعا کردن به مؤمنان اجازه می‌دهد تا بر حکمت و رحمت خداوند تکیه کنند.

روزه ماه رمضان

روزه گرفتن در ماه مبارک رمضان یکی دیگر از عبادات کلیدی در اسلام است. این نه تنها خودکنترلی و انضباط معنوی را تقویت می کند، بلکه همدلی را برای افراد نیازمند افزایش می دهد. مؤمنان با پرهیز از خوردن و آشامیدن، نعمت هایی را که غالباً بدیهی می دانند، یادآوری می کنند و با این عمل، شکرگزاری خود را به درگاه خداوند ابراز می کنند. روزه همچنین باعث درون نگری، تهذیب نفس و تقرب به خدا می شود.

روش‌های مختلف عبادت

بخشش خیریه
یکی از تأثیرگذارترین عبادات، بخشش به افراد کم اقبال است. **صدقه** و **زکات** (صدقه واجب) در اسلام بسیار ارزشمند است، زیرا نشان دهنده تعهد مؤمن به مسئولیت اجتماعی است. از طریق بخشش، افراد نه تنها به ارتقای نیازمندان کمک می کنند، بلکه به دنبال جلب لطف و برکات خداوند هستند و حس همبستگی را در جامعه پرورش می دهند.

زیارت و زیارت اماکن متبرکه
زیارت، مانند حج مکه در اسلام یا تکریم اماکن مقدس در ادیان دیگر، یک سفر معنوی است که به افراد اجازه می دهد از حواس پرتی های دنیوی فاصله بگیرند و عمیقاً با خدا ارتباط برقرار کنند. این سفرهای مقدس به عنوان یادآوری عمیق از فناپذیری انسان و مقصد نهایی روح به سوی اتحاد مجدد الهی است.

تأمل معنوی و ذکر اسماء خدا
ذکر (یادآوری) از طریق ذکر نام خداوند، نوعی مراقبه است که به مؤمنان کمک می کند تا بر عظمت خداوند تمرکز کنند. افراد با تأمل مکرر در صفات خداوند، مانند **رحیم**، **رحیم** و **قادر مطلق**، با دانستن اینکه خداوند همیشه در زندگی آنها حضور دارد، آرامش می یابند. این تمرین آگاهی معنوی عمیق و آرامش درونی را تقویت می کند.

روش‌های مختلف عبادت

جدای از عبادات اولیه ذکر شده، چندین راه دیگر وجود دارد که افراد می توانند با خدا ارتباط برقرار کنند، مانند:

نماز یومیه: اقامه نماز، پایه و اساس تعبد دینی را تشکیل می دهد و اغلب از آن به عنوان ستون ایمان یاد می شود.

ذکر حمد: تکرار مداوم عباراتی مانند «سبحان الله»، «الحمد لله» و «الله اکبر» (خداوند اکبر) در هر زمانی قابل انجام است. زمان، تعمیق آگاهی فرد نسبت به خدا.

مطالعه و تأمل در متون مقدس: تدبر در آموزه های کتب آسمانی، مانند قرآن، راهی عمیق برای رشد معنوی و کسب بینش نسبت به اراده خداوند است.

سخاوت و خدمت: ارائه خدمت به بشریت و کمک به دیگران به عنوان عبادت تلقی می شود، زیرا آنها اعمالی هستند که با محبت خداوند به مهربانی همخوانی دارند.

تفکر و تأمل: اندیشیدن به شگفتی‌های خلقت و نشانه‌های خداوند در طبیعت، پیوند معنوی عمیق‌تر و قدردانی از زندگی را تقویت می کند.

محبت و مهربانی نسبت به دیگران: اعمال محبت آمیز و خدمت به دیگران، از آنجایی که ارزش های الهی را در خود جای داده اند، از عبادات محسوب می شوند.

روش‌های مختلف عبادت

نتیجه گیری

عبادت در اشکال متعدد خود راهی برای رشد معنوی، آرامش درونی و تقرب به خداوند است. خواه از طریق نماز، روزه، انفاق یا سایر اعمال معنوی، هر عمل عبادت مؤمنان را به خدا نزدیکتر می کند و زندگی آنها را با اراده الهی هماهنگ می کند. این فصل به تشریح اعمال اصلی عبادت پرداخته و نقش آنها را در ایجاد ارتباط عمیق تر با خداوند برجسته کرده است، که پایه و اساس یک زندگی کامل و هماهنگ را تنظیم می کند.

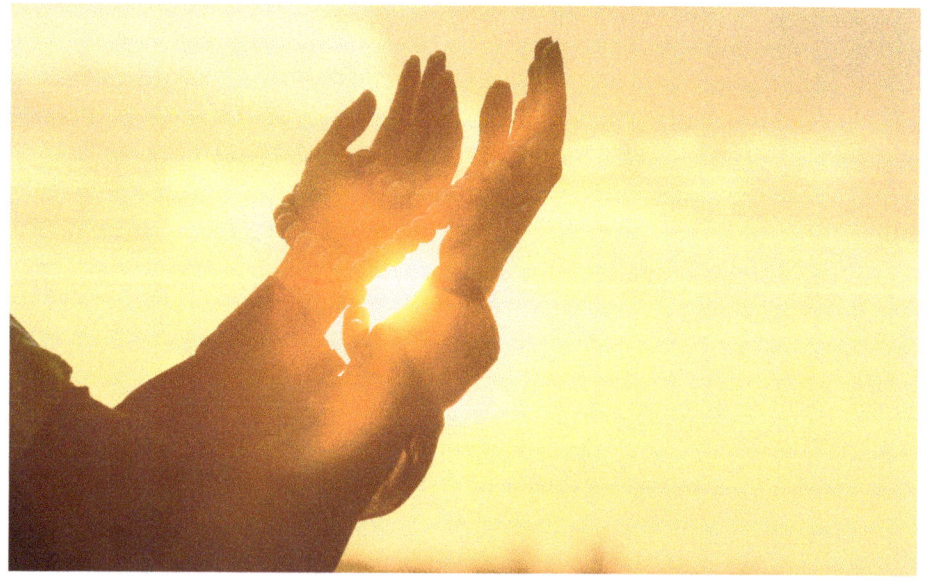

راهنمای عملی برای عبادت و نماز خواندن

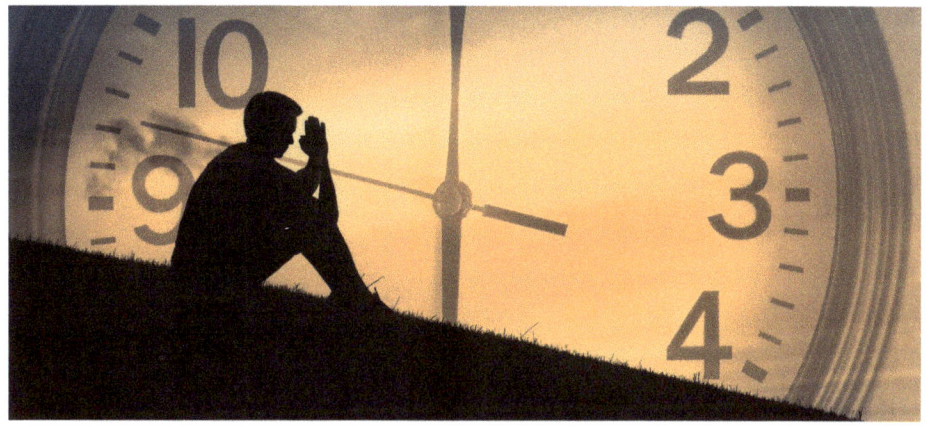

گنجاندن دعا در زندگی روزمره به عنوان یک فرد می تواند یک عمل دگرگون کننده باشد و بهزیستی معنوی، عاطفی و ذهنی را افزایش دهد. برای اینکه دعا را به بخشی ثابت از روال خود تبدیل کنید، در اینجا یک راهنمای عملی وجود دارد که می تواند کمک کند:

یک فضای مقدس ایجاد کنید

یک نقطه آرام و آرام در خانه خود تعیین کنید که بتوانید بدون حواس پرتی در آن دعا کنید. این می تواند به سادگی یک گوشه با یک صندلی راحت یا یک تشک کوچک باشد. ممکن است بخواهید اشیای معنی‌داری مانند شمع، مجله یا متون معنوی را در آنجا قرار دهید تا احساس خاصی داشته باشید.

یک روال ایجاد کنید

نماز را با ادغام آن در برنامه روزانه خود به یک عادت همیشگی تبدیل کنید. با اختصاص یک زمان مشخص در هر روز، مانند اول صبح یا قبل از رفتن به رختخواب، شروع کنید. سازگاری کلیدی است. حتی شروع فقط با چند دقیقه دعا می تواند به تدریج منجر به تمرین عمیق تر و کامل تر در طول زمان شود.

راهنمای عملی برای عبادت و نماز خواندن

با سپاسگزاری شروع کنید

یک راه ساده برای شروع نماز، شکرگزاری است. چند لحظه وقت بگذارید و به چیزهایی که برایشان سپاسگزار هستید فکر کنید، خواه سلامتی، روابط، یا موهبت های کوچک زندگیتان باشد. این کمک می کند تا تمرکز خود را به جنبه های مثبت روز تغییر دهید و ذهنیت قدردانی را در خود پرورش دهید.

از دعاهای ساختاریافته استفاده کنید

برای کسانی که تازه به دعا می پردازند یا به دنبال راهنمایی بیشتر هستند، استفاده از دعاهای ساختاریافته یا دعاهای سنتی سنت ایمانی شما می تواند نقطه شروع مفیدی باشد. این دعاهای تثبیت شده چارچوبی را فراهم می کنند و ممکن است از طریق آشنایی با آن‌ها آرامش ایجاد کنند.

بازتاب شخصی را بگنجانید

علاوه بر نمازهای رسمی، برای تأمل شخصی وقت بگذارید. این می‌تواند یک دعای خودانگیخته‌تر و محاوره‌ای باشد که در آن با یک نیروی برتر درباره افکار، نگرانی‌ها، اهداف یا چالش‌های خود صحبت می‌کنید. اجازه دهید دعاهایتان صادقانه و باز باشد، گویی که در حال گفتگوی صمیمانه هستید.

برای دیگران دعا کنید

بخش معنی دار دعا، تمرکز بر رفاه دیگران است. چه دوستان، خانواده یا افراد نیازمند، وقف بخشی از دعای خود به کسانی که خارج از خودتان هستند، شفقت و همدلی را تقویت می کند. این تمرین همچنین می تواند به تغییر ذهنیت شما از نگرانی های شخصی به تفکر در مورد نیازهای دیگران کمک کند.

راهنمای عملی برای عبادت و نماز خواندن

تنفس یا مدیتیشن را بگنجانید

دعا همیشه نباید خوانده شود. می توانید تنفس عمیق یا مدیتیشن را به عنوان بخشی از تمرین دعای خود بگنجانید. تنفس آهسته و آگاهانه می تواند به تمرکز افکار و آرامش ذهن شما کمک کند و به شما امکان می دهد عمیق تر روی ارتباط معنوی خود تمرکز کنید.

از دفتر دعا استفاده کنید

اگر شما فردی هستید که بیان افکار از طریق نوشتن برایتان آسان تر است، به فکر نگه داشتن یک دفتر دعا باشید. دعاها، تأملات، و هر بینش یا مکاشفه‌ای را که ممکن است تجربه کنید، یادداشت کنید. این می تواند به عنوان یک رکورد معنی دار از سفر معنوی شما باشد و به تعمیق ارتباط شما در طول زمان کمک کند.

دعا از طریق عمل

دعا می تواند فراتر از لحظات آرام باشد و با اعمال عمدی بخشی از زندگی روزمره شما شود. تمرین مهربانی، شفقت و توجه در نحوه رفتار با دیگران می تواند شکل فعال دعا باشد. این راهی برای تجسم ارزش هایی است که به دنبال پرورش آن در تمرین معنوی خود هستید.

بازتاب و گوش دادن

بعد از نماز، چند لحظه در سکوت بنشینید. دعا فقط صحبت کردن نیست، بلکه گوش دادن به شهود شما، قلب شما، یا راهنمایی الهی است. سکوت فضایی برای تأمل، بینش و احساس آرامش درونی ایجاد می کند.

راهنمای عملی برای عبادت و نماز خواندن

در صورت نیاز به دنبال راهنمایی باشید

اگر مطمئن نیستید که چگونه زندگی دعای خود را عمیق تر کنید، به دنبال راهنمایی از یک رهبر معنوی یا خواندن متون معنوی باشید. یادگیری از تجربیات و شیوه های دیگران می تواند الهام بخش و پشتیبانی در سفر شما باشد.

با این فرآیند صبور باشید

دعا یک تمرین عمیقا شخصی و در حال تکامل است. هنگام ایجاد این عادت مهم است که با خودتان صبور باشید. این در مورد ایجاد فضایی برای ارتباط معنوی است که برای شما معنادار باشد.

با گنجاندن دعا در زندگی روزمره خود با نیت و ثبات، می توانید تمرینی را پرورش دهید که آرامش، ذهن آگاهی و احساس قوی تری از هدف را تقویت می کند.

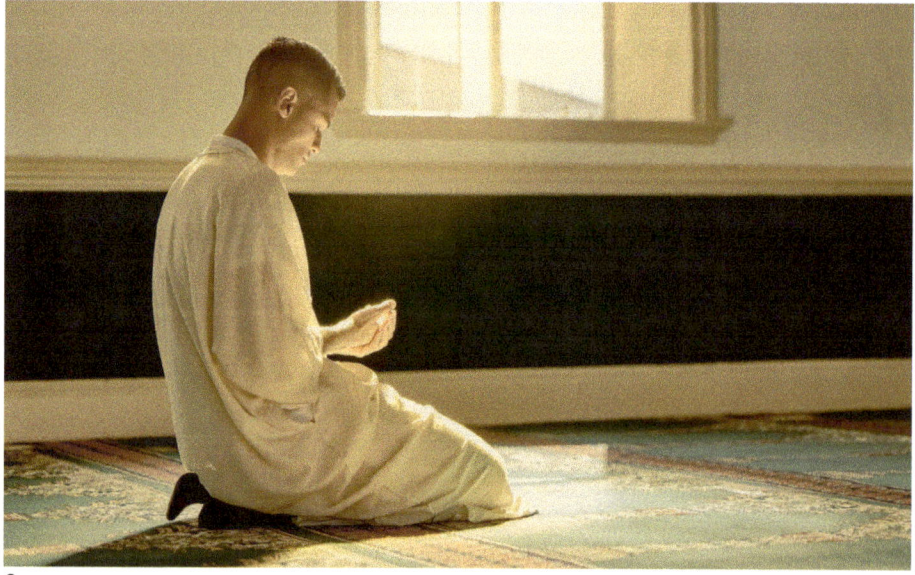

اتصال به جامعه از طریق نماز گروهی

نماز گروهی در مقایسه با عبادت فردی مزایای منحصر به فردی دارد. در اینجا به برخی از آثار نماز گروهی که تأثیر آن را افزایش می دهد، اشاره می کنیم:

**تقویت پیوندهای اجتماعی **:
دعاهای گروهی می تواند ارتباطات اجتماعی را تقویت کند و احساس همبستگی و وفاداری را در گروه افزایش دهد و حس تعلق و حمایت متقابل را تقویت کند.

افزایش تعهد:
دعا در جمع می تواند تعهد به اعمال معنوی را افزایش دهد و پایداری در عبادت را آسان تر کند.

تقویت مسئولیت:
عبادت دسته جمعی می تواند حس مسئولیت را نسبت به سایر اعضا و جامعه القا کند و تعهدات دینی و اجتماعی را تقویت کند.

افزایش انگیزه:
احاطه شدن توسط افرادی که اهداف معنوی مشابهی دارند می تواند شور و انگیزه برای نماز و سایر عبادات را افزایش دهد.

** به اشتراک گذاری تجربیات معنوی **:
دعای گروهی فرصتی برای به اشتراک گذاشتن تجربیات و بینش ها با دیگران فراهم می کند و به شرکت کنندگان اجازه می دهد از یکدیگر بیاموزند و با هم رشد معنوی کنند.

فصل ۲
دعا برای سلامت کلی جسمی و روانی

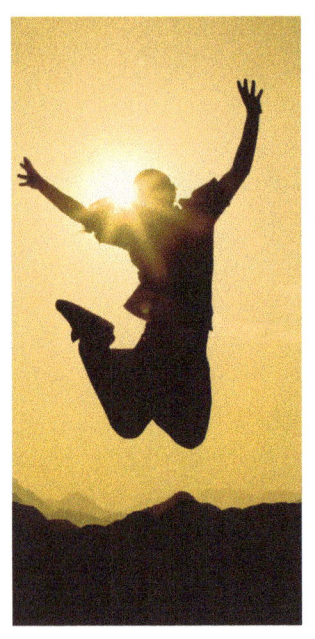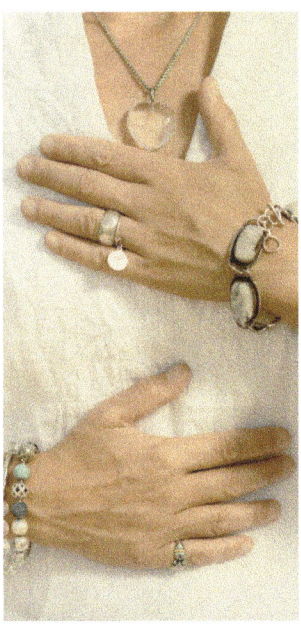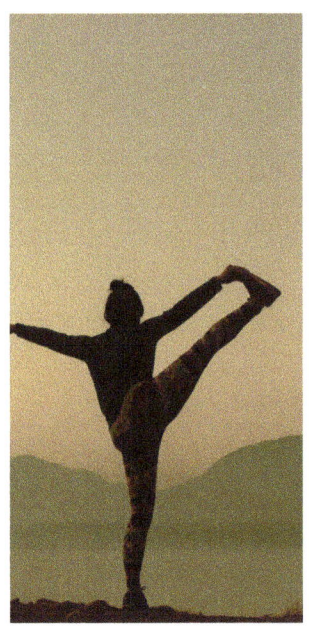

دعا و مراقبه می تواند تأثیرات مثبت عمیقی بر روی مغز و بدن داشته باشد. مطالعات علمی متعدد نشان داده است که معنویت و اعمال مذهبی می تواند عملکرد مغز و رفاه ذهنی را افزایش دهد. در زیر برخی از تأثیرات مثبت مهم نماز بر مغز و بدن آورده شده است:

کاهش استرس

تحقیقات نشان می دهد که دعا و تمرکز معنوی می تواند به طور قابل توجهی سطح استرس و اضطراب را کاهش دهد. به عنوان مثال، یک مطالعه منتشر شده در مجله روانشناسی سلامت نشان داد که افرادی که به طور منظم نماز می خوانند، سطوح پایین تر استرس و احساس آرامش بیشتری را گزارش کردند.

دعا برای سلامت کلی جسمی و روانی

کاهش سطح استرس به بهبود انعطاف پذیری مغز در مقابله با فشارهای روزمره کمک می کند و در نهایت باعث آرامش و تمرکز ذهن می شود.

افزایش آگاهی

تمرکز بر دعا و مراقبه، آگاهی و تمرکز شناختی را بهبود می‌بخشد. مطالعه‌ای از مجله آمریکایی روانپزشکی نشان می‌دهد که چگونه تمرین‌های مدیتیشن عملکردهای شناختی مانند حافظه، توجه و تمرکز را بهبود می‌بخشد و منجر به وضوح ذهنی بیشتر و بهبود عملکرد در کارهای روزانه می‌شود.

تاثیر بر سیستم غدد درون ریز

دعا می تواند به تعادل هورمون های بدن کمک کند. تحقیقات نشان می‌دهد که انواع خاصی از دعا می‌تواند هورمون‌های مثبتی مانند اندورفین (هورمون شادی) در مغز ترشح کند که خلق و خو را بهبود می‌بخشد، احساس رضایت را به ارمغان می‌آورد و درد را کاهش می‌دهد. مطالعه‌ای در Psychosomatic Medicine نشان داد افرادی که به طور منظم نماز می‌خوانند، تعادل هورمونی بهتری را تجربه می‌کنند که به رفاه کلی کمک می‌کند.

تحریک نواحی خاص مغز

تمرین‌های معنوی مانند مدیتیشن و دعا می‌توانند بخش‌هایی از مغز را فعال کنند که با آرامش و شادی مرتبط هستند. به عنوان مثال، مطالعات تصویربرداری عصبی نشان داده‌اند که دعای مداوم می‌تواند فعالیت در قشر جلوی مغز را افزایش دهد، ناحیه‌ای که با عملکردهای شناختی بالاتر و تنظیم هیجانی مرتبط است.

دعا برای سلامت کلی جسمی و روانی

** بهبود خلق و خو و خوش بینی **

تمرین‌های معنوی می‌توانند خلق و خوی را تقویت کنند، امید را افزایش دهند و دیدگاه مثبتی نسبت به زندگی ایجاد کنند. بر اساس مطالعه ای که در *ژورنال روانشناسی مثبت* منتشر شده است، افرادی که دعا را در برنامه روزانه خود قرار می دهند، سطوح بالاتری از خوش بینی و رضایت از زندگی را گزارش می دهند که به سلامت روان و انعطاف پذیری طولانی مدت کمک می کند.

**تمرینات ذهن آگاهی و مدیتیشن **

بسیاری از تمرین های دعا با تکنیک های ذهن آگاهی و مراقبه همپوشانی دارند. به عنوان مثال، مدیتیشن ذهن آگاهی، افراد را تشویق می کند تا بر لحظه حال تمرکز کنند، که جنبه های متفکرانه دعا را تکمیل می کند. ترکیب این شیوه‌ها می‌تواند تجربیات معنوی را عمیق‌تر کند و سلامت روان کلی را افزایش دهد و به افراد این امکان را می‌دهد تا آگاهی و حضور بیشتری را در زندگی روزمره خود پرورش دهند.

**آثار دراز مدت دعا **

درگیر شدن در تمرین‌های مداوم دعا می‌تواند مزایای طولانی‌مدتی داشته باشد، مانند بهبود انعطاف‌پذیری عاطفی و راهبردهای مقابله با شرایط سلامت مزمن. مطالعات نشان می دهد که افرادی که به طور منظم نماز می خوانند ممکن است در طول زمان میزان کمتری از افسردگی و اضطراب را تجربه کنند که به افزایش کلی رضایت از زندگی و رفاه کمک می کند.

دعا برای سلامت کلی جسمی و روانی

پرداختن به چالش های بالقوه
در حالی که دعا می تواند بسیار مفید باشد، افراد ممکن است با چالش ها یا تردیدهایی در مورد تمرین معنوی خود مواجه شوند. به رسمیت شناختن احساس بی کفایتی یا عدم اطمینان به عنوان بخشی از سفر ضروری است. جستجوی راهنمایی از رهبران معنوی، مشارکت در حمایت جامعه، و نزدیک شدن به دعا با قلبی باز می تواند به افراد کمک کند تا بر این موانع غلبه کنند.

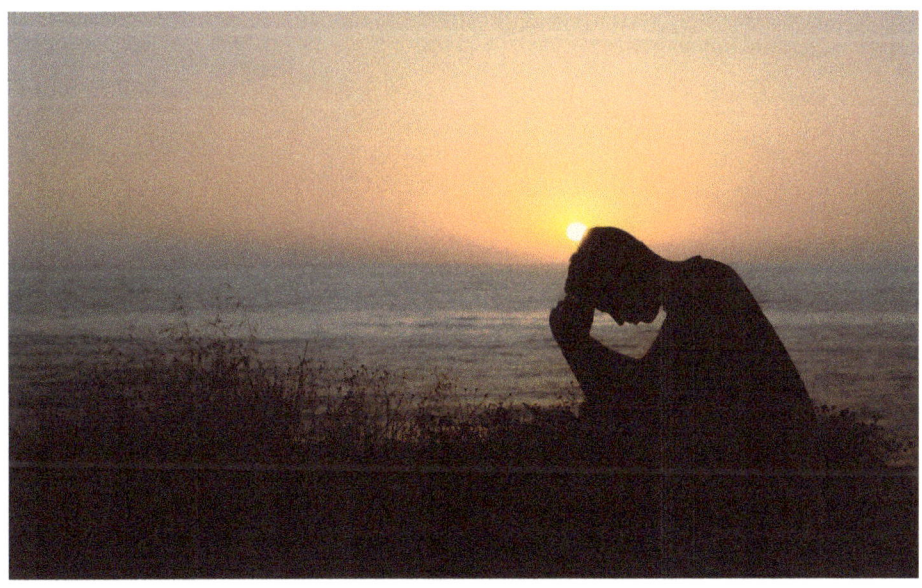

فصل ۳
فواید عبادت برای جوانان

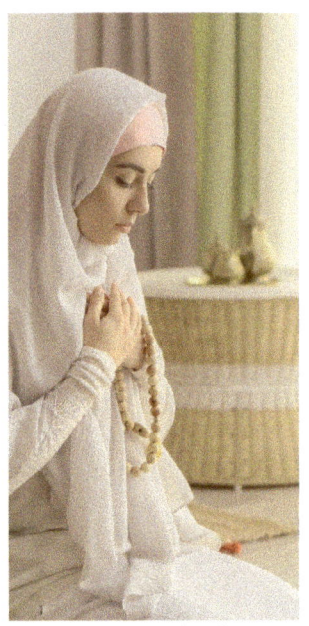
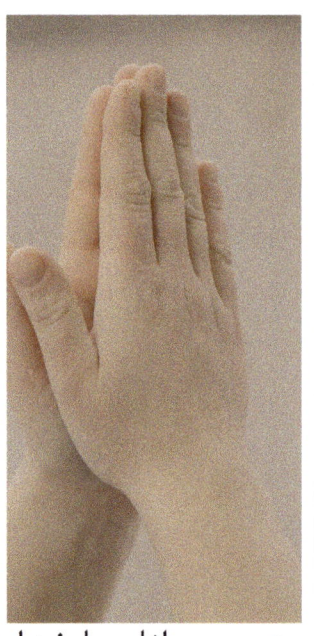
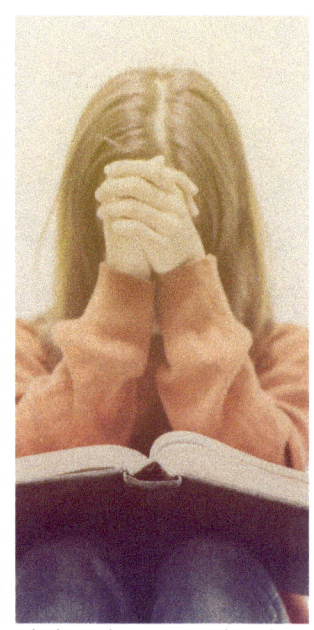

نماز با تقویت ارتباط معنوی جوانان با خدا، نقش اساسی در رشد جوانان دارد. این ارتباط نه تنها به عنوان پایه ای برای ایمان آنها عمل می کند، بلکه تأثیرات عمیقی بر سلامت عاطفی و روانی آنها دارد. درگیر شدن در دعای منظم می‌تواند انعطاف‌پذیری عاطفی ایجاد کند و به جوانان کمک کند استرس، اضطراب و چالش‌هایی را که در زندگی روزمره با آنها روبرو هستند مدیریت کنند. دعا حس هدف را القا می‌کند و به آنها دعوتی بالاتر می‌دهد که فراتر از نگرانی‌های فوری است و آنها را تشویق می‌کند تا در اعمال و تصمیم‌هایشان به دنبال معنا باشند.

علاوه بر این، دعا پیوندهای آنها را با جوامع مذهبی و اجتماعی تقویت می کند و به آنها احساس تعلق و حمایت می دهد. بخشی از عبادت جمعی باعث تقویت روابط مثبت با همسالان و مربیانی می شود که ارزش های مشابهی دارند و به احساس همبستگی و رفاه اجتماعی آنها کمک می کند.

فواید عبادت برای جوانان

برای پرورش بیشتر علاقه آنها به عبادت، مهم است که آنها را با اشکال مختلف دعا، مانند تأمل در سکوت، گردهمایی های جمعی، یا دعای شخصی آشنا کنیم و به آنها اجازه دهیم بفهمند کدامیک عمیق ترین طنین انداز است. تبیین مزایای معنوی، عاطفی و اجتماعی نماز می تواند درک آنها را عمیق تر کند و آنها را ترغیب کند تا آن را به عنوان جنبه ای معنادار از زندگی روزمره خود بگنجانند.

بررسی و تدبر در قرآن:

انس با قرآن نه تنها حس تقرب به خدا را تقویت می کند، بلکه تفکر انتقادی و تفکر را تشویق می کند. مطالعات نشان داده است که جوانانی که عمیقاً با متون مذهبی خود درگیر هستند، اغلب رشد شناختی و تنظیم عاطفی بهتری را تجربه می کنند. به عنوان مثال، یک مطالعه منتشر شده در *ژورنال نوجوانان* نشان داد که نوجوانانی که متون مقدس را به طور منظم می خوانند، سطوح پایین تری از اضطراب و افسردگی را نشان می دهند.

تلاوت دعا و تمرینات مراقبه:

خواندن دعا می تواند احساس ارتباط مستقیم با خدا را افزایش دهد. بسیاری از فرهنگ‌ها شیوه‌های مراقبه را در مراسم دعای خود گنجانده‌اند، مانند مراقبه ذهن‌آگاهی در بودیسم یا تمرین صوفیانه ذکر، که شامل ذکر مکرر نام‌های خدا می‌شود. نشان داده شده است که این اقدامات باعث کاهش سطح استرس و بهبود سلامت روان می شود. حکایت‌های شرکت‌کنندگان در چنین شیوه‌هایی اغلب تجارب دگرگون‌کننده را برجسته می‌کنند، جایی که افراد احساس آرامش را گزارش می‌کنند.

تأثیرات مثبت عبادت بر رفتار

تمرکز بر معنویت و ذهن آگاهی:

تمرکز بر معنویت و درگیر شدن در ذهن آگاهی می تواند به تقویت ایمان و ارتباط با خدا کمک کند. تحقیقات نشان می دهد که مدیتیشن ذهن آگاهی می تواند به طور قابل توجهی خودآگاهی و تنظیم هیجانی را بهبود بخشد. به عنوان مثال، مطالعه ای در *American Journal of Psychiatry* نشان داد که شیوه های تمرکز حواس می تواند منجر به کاهش طولانی مدت اضطراب و افسردگی در نوجوانان شود.

گفتگو با علمای دینی:

گفتگو با رهبران دینی و علما می تواند دیدگاه های جدیدی را در مورد ایمان به جوانان ارائه دهد. این نه تنها درک آنها را از اصول دینی عمیق تر می کند، بلکه تفکر انتقادی در مورد اعتقادات آنها را نیز تشویق می کند.

پرستش خدا می تواند چندین اثر مثبت بر رفتار داشته باشد، از جمله:

تاب آوری معنوی:

عبادت می‌تواند قدرت معنوی را افزایش دهد و افراد را قادر می‌سازد تا با چالش‌های زندگی به طور مؤثرتری روبرو شوند. تحقیقات منتشر شده در Psychological Science نشان داده است که افرادی که به طور منظم نماز می خوانند، در زمان های استرس زا سطوح بالاتری از انعطاف پذیری را نشان می دهند.

تأثیرات مثبت عبادت بر رفتار

آرامش و سلامت روان:
درگیر شدن در عبادت می تواند بهزیستی روانی را ارتقا دهد، زیرا مطالعات نشان می دهد که بین نماز منظم و بهبود نتایج سلامت روان همبستگی وجود دارد. به عنوان مثال، تحقیقات در مجله روانشناسی بالینی نشان می دهد که افرادی که به طور منظم نماز می خوانند اغلب سطوح پایین تری از استرس و اضطراب را گزارش می دهند.

افزایش آگاهی از عدالت اجتماعی:
اعتقاد به عبادت می تواند آگاهی از مسائل عدالت اجتماعی را پرورش دهد و افراد را تشویق کند تا از جوامع به حاشیه رانده شده دفاع کنند. حکایات جوانان درگیر در فعالیت های مذهبی اغلب حس هدف و تعهد به تغییرات اجتماعی را آشکار می کند.

افزایش آگاهی از عدالت اجتماعی:
اعتقاد به عبادت می تواند آگاهی از مسائل عدالت اجتماعی را پرورش دهد و افراد را تشویق کند تا از جوامع به حاشیه رانده شده دفاع کنند. حکایات جوانان درگیر در فعالیت های مذهبی اغلب حس هدف و تعهد به تغییرات اجتماعی را آشکار می کند.

پرورش همدلی و مهربانی:
مشارکت در عبادت ممکن است احساس همدلی و مهربانی نسبت به دیگران را افزایش دهد. مطالعه‌ای که در بولتن شخصیت و روان‌شناسی اجتماعی منتشر شد، نشان داد که افرادی که درگیر دعا هستند، سطوح بالاتری از نوع‌دوستی و توجه به دیگران را نشان می‌دهند.

تأثیرات مثبت عبادت بر رفتار

افزایش اخلاق:
پایبندی به اراده الهی می تواند باعث بهبود رفتار اخلاقی و مشارکت در اعمال نیک شود. تحقیقات روانشناسی رشد نشان می دهد که افرادی که در اعمال مذهبی شرکت می کنند اغلب سطوح بالاتری از استدلال اخلاقی و رفتار اخلاقی از خود نشان می دهند.

افزایش خودآگاهی:
عبادت می تواند خودشناسی و درک عمیق تر از خود را تقویت کند. مطالعات علمی نشان می دهد که افرادی که درگیر دعاهای تأملی یا مدیتیشن هستند، خودپنداره و بینش شخصی بهبود یافته را نشان می دهند.

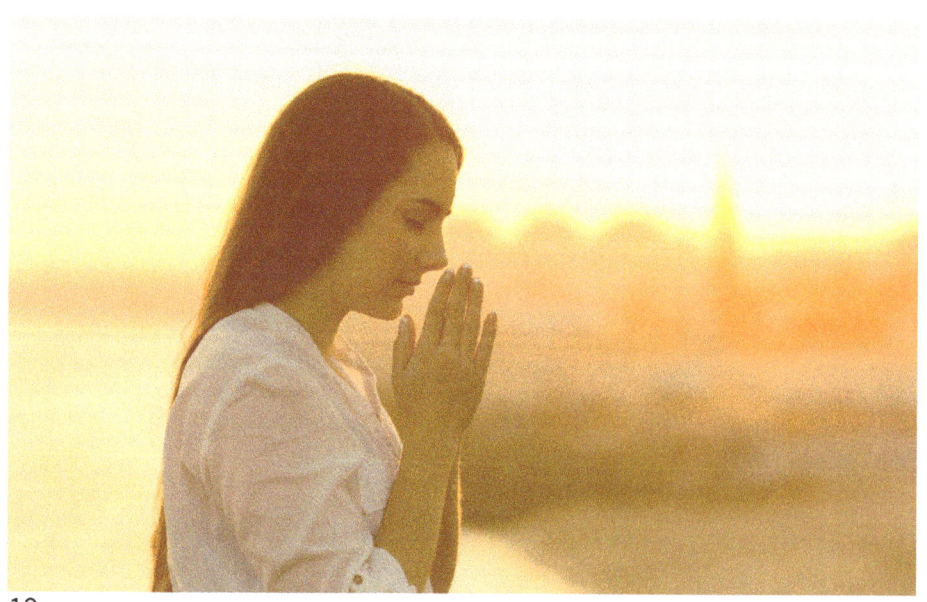

راهنمایی برای جوانان جویای عبادت

برای یک فرد جوان تحصیل کرده که با خدا و معنویت آشنا نیست اما مشتاق یادگیری است، مراحل زیر را در نظر بگیرید:

در جست و جوی دانش
از طریق خواندن کتاب، شرکت در سخنرانی ها یا پیوستن به گروه های مطالعاتی، فعالانه به دنبال دانش درباره خدا، معنویت و آموزه های دینی باشید. حکایت های جویندگان جوان اغلب بر تأثیر تغییر زندگی آموزش در سفرهای معنوی آنها تأکید می کند.

با مربیان تعامل داشته باشید
مربیان یا راهنماهای معنوی را پیدا کنید که می توانند بینش و پشتیبانی را در سفر شما به سوی درک خدا ارائه دهند. تجربیات مثبت با مربیان می تواند اعتماد به نفس و وضوح را در افراد جوان القا کند.

در فعالیت های اجتماعی شرکت کنید
در خدمات و فعالیت های اجتماعی شرکت کنید که باعث رشد معنوی و تقویت ارتباط با افراد همفکر می شود. تحقیقات نشان می دهد که مشارکت اجتماعی با افزایش شادی و رضایت از زندگی مرتبط است.

ذهن‌آگاهی را تمرین کنید
تمرین‌های ذهن‌آگاهی و تأملی را در برنامه روزانه خود بگنجانید تا ارتباط عمیق‌تری با خود درونی و معنویت خود ایجاد کنید. مطالعات نشان می دهد که شیوه های تمرکز حواس می تواند منجر به بهبود دراز مدت در سلامت روان شود.

راهنمایی برای جوانان جویای عبادت

ذهن‌آگاهی را تمرین کنید

تمرین‌های ذهن‌آگاهی و تأملی را در برنامه روزانه خود بگنجانید تا ارتباط عمیق‌تری با خود درونی و معنویت خود ایجاد کنید. مطالعات نشان می‌دهد که شیوه‌های تمرکز حواس می‌تواند منجر به بهبود دراز مدت در سلامت روان شود.

ذهن باز بمانید

با کنجکاوی و ذهنی باز به سفر معنوی خود نزدیک شوید و مایل به یادگیری و رشد باشید. حکایت‌های افرادی که از گشاده رویی استقبال می‌کنند، اغلب تجربیات دگرگون‌کننده‌ای را که از پذیرش ایده‌های جدید ناشی می‌شود، برجسته می‌کنند.

با پیروی از این مراحل، می‌توانید سفری معنادار از کاوش و درک معنوی را آغاز کنید که در نهایت منجر به یک زندگی کامل‌تر و هدفمندتر می‌شود.

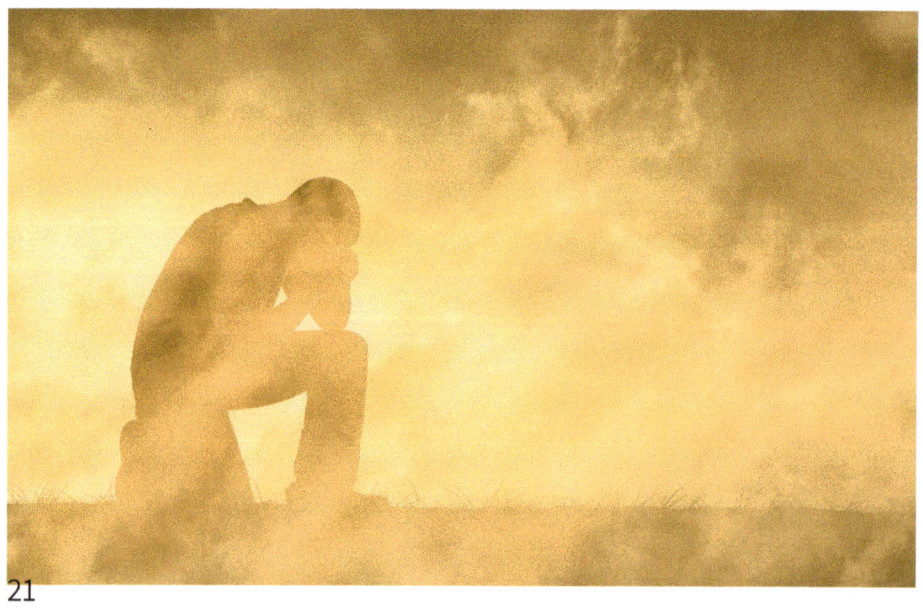

گام هایی برای تبدیل شدن به یک فرد صالح

برای تبدیل شدن به فردی با فضیلت و تقویت رفتار معنوی خود، اقدامات زیر را در نظر بگیرید:

تلاش برای نیکی:
کوشش در انجام کارهای خیر، مانند کمک به نیازمندان و احترام به دیگران، می تواند پایه های اخلاقی قوی را پرورش دهد. حکایات فرهنگی اغلب جوانانی را برجسته می کنند که از طریق اعمال محبت آمیز هدف و تحقق می یابند و تعهد آنها به زندگی با فضیلت را تقویت می کند.

پرهیز از گناهان:
تلاش آگاهانه برای فاصله گرفتن از اعمال مضر و مقاومت در برابر وسوسه ها انجام دهید. تحقیقات در *رفتارهای اعتیادآور* نشان می دهد که کسانی که ارتباط معنوی قوی دارند، بیشتر در مقابل تأثیرات منفی مقاومت می کنند.

عبادت و نماز منظم:
عبادت مداوم و نماز به موقع نقش حیاتی در تقویت رفتار معنوی دارد. مطالعات نشان می دهد که نماز منظم با بهبود ثبات عاطفی و احساس تعلق همراه است و تأثیر مثبت بلندمدتی بر سلامت روان ایجاد می کند.

گام هایی برای تبدیل شدن به یک فرد صالح

مطالعه و تأمل در مسائل معنوی:

خواندن متون دینی و پرداختن به آثار فلسفی می تواند بینش عمیق تری نسبت به مفاهیم معنوی ایجاد کند و رفتار را بهبود بخشد. حکایات دانشجویان معنویت اغلب بر قدرت دگرگون کننده دانش در شکل دادن به ارزش ها و اعمال آنها تأکید می کند.

کشف خود و تقویت درونی:

تمرین هایی مانند مدیتیشن و تمرکز حواس می تواند به پرورش خودآگاهی و تقویت روحیه شما کمک کند. مطالعه ای در *روانشناسی سلامت* نشان می دهد که مدیتیشن منظم می تواند به افزایش انعطاف پذیری عاطفی و احساس عمیق تر هدف منجر شود.

فصل ۴
نقش دعا در خوشبختی زوجین و یک ازدواج موفق

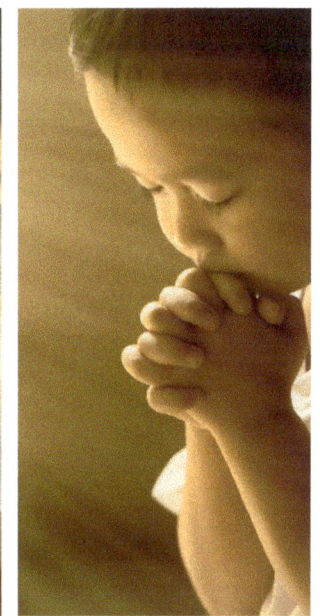 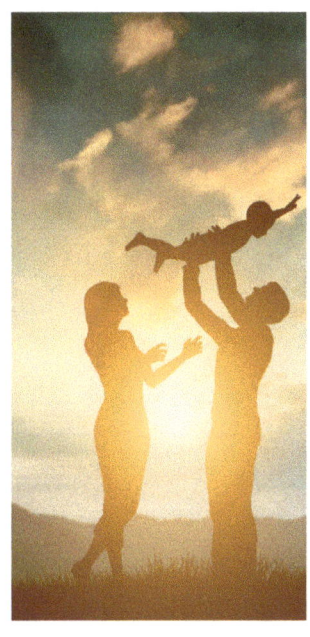 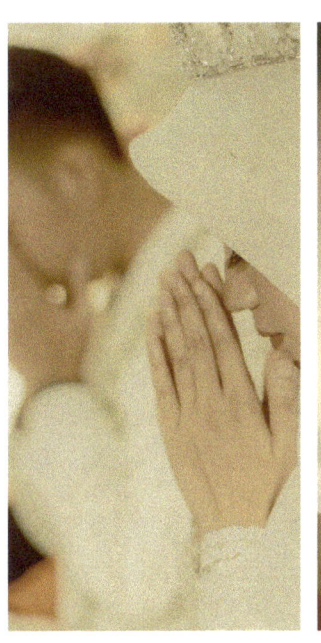

دعا می تواند با تقویت ارتباط عاطفی و روحی بین زوج‌ها، نقش عمیقی در تقویت یک ازدواج داشته باشد. این کانالی را برای ارتباط عمیق‌تر باز می‌کند و به همسران اجازه می‌دهد تا امیدها، نگرانی‌ها و قدردانی خود را ابراز کنند و آنها را بیشتر با نیازهای یکدیگر هماهنگ کند. زوج ها با دعا کردن با هم یا به صورت فردی برای رابطه، پایه ای از همدلی و شفقت ایجاد می کنند و آنها را تشویق می کنند تا بر رفاه عاطفی و معنوی شریک زندگی خود تمرکز کنند. این عمل مشترک به هر یک از همسران کمک می کند تا درک بیشتری از دیدگاه طرف مقابل داشته باشند و منجر به احساس وحدت عمیق تر شوند.

نقش دعا در خوشبختی زوجین و یک ازدواج موفق

یکی از مزایای کلیدی دعا در ازدواج، توانایی آن در تشویق بخشش است. این ذهنیت فروتنی و لطف را پرورش می دهد، که در حل تعارضات و جابجایی آسیب های گذشته ضروری است. هنگامی که زوج ها در مواقع سخت به دعا روی می آورند، اغلب راحت تر از رنجش خود رها می شوند و برای التیام زخم های عاطفی تلاش می کنند.

علاوه بر این، دعا یک هدف مشترک ایجاد می کند. زوج‌هایی که با هم دعا می‌کنند اغلب با اهداف و ارزش‌های خود هماهنگ می‌شوند، که می‌تواند پایه محکم‌تری برای رابطه آنها ایجاد کند. این تمرین معنوی مشترک همچنین می تواند استرس و اضطراب را کاهش دهد، به ویژه در مواقع چالش برانگیز، باعث آرامش و آرامش می شود. در لحظات عدم اطمینان، دعا به عنوان یادآوری این است که آنها در مبارزات خود تنها نیستند و حس انعطاف پذیری را تقویت می کند.

یکی دیگر از جنبه های قدرتمند دعا این است که چگونه صمیمیت معنوی را تقویت می کند. دعا کردن با هم پیوند بین شرکا را فراتر از جنبه فیزیکی تقویت می کند و حس نزدیکی را در سطح عمیق تر و معنوی پرورش می دهد. این صمیمیت معنوی اغلب به صمیمیت عاطفی و فیزیکی بیشتر نیز ترجمه می‌شود و ارتباط بین همسران را عمیق‌تر می‌کند.

نقش دعا در خوشبختی زوجین و یک ازدواج موفق

در آخر اینکه دعا باعث تقویت اعتماد می شود. زوج‌هایی که به دعا تکیه می‌کنند معمولاً احساس اعتماد بیشتری نسبت به یکدیگر و روابطشان دارند و معتقدند که نیروی برتر آنها را هدایت می‌کند. این اعتماد به آن‌ها کمک می‌کند تا چالش‌های زندگی را با اعتماد به نفس و اتحاد پشت سر بگذارند و تعهدشان را نسبت به یکدیگر تقویت کند. از این طریق، دعا نه تنها پایه ای معنوی برای ازدواج فراهم می کند، بلکه ارتباط، همدلی، بخشش و اعتماد را نیز افزایش می دهد، که همگی به یک پیوند قوی و پایدار کمک می کنند.

دعا می تواند با ایجاد ارتباط عاطفی و معنوی عمیق تر بین شرکا، نقش مهمی در محکم نگه داشتن یک ازدواج داشته باشد. در اینجا چند راه وجود دارد که دعا باعث تقویت ازدواج می شود:

ترویج ارتباطات:

دعا کردن با هم یا به صورت انفرادی برای رابطه باعث تشویق گفتگوی باز بین همسران می شود. این به هر دو شریک اجازه می دهد تا امیدها، نگرانی ها و قدردانی خود را ابراز کنند و باعث می شود بیشتر با نیازهای یکدیگر هماهنگ شوند.

زوج ها با بیان افکار، احساسات و امیدهای خود به قدرتی بالاتر، یاد می گیرند که احساسات و خواسته های خود را به طور مؤثرتری بیان کنند. این صراحت می تواند به ارتباطات بهتر در رابطه تبدیل شود، زیرا شرکا در بحث درباره موضوعات حساس راحت تر می شوند.

نقش دعا در خوشبختی زوجین و یک ازدواج موفق

ایجاد همدلی و شفقت:
ازدواج ناگزیر با سوء تفاهم ها و درگیری ها همراه است. دعا می تواند به عنوان یک کاتالیزور برای بخشش و درک عمل کند. درگیر شدن در دعا، زوج ها را تشویق می کند تا در اعمال خود فکر کنند، که منجر به همدلی بیشتر و تمایل به بخشش می شود. این عمل محیطی را ایجاد می‌کند که در آن تعارض‌ها را می‌توان به صورت دوستانه‌تر حل کرد و رابطه را تقویت می‌کند.

از طریق دعا، زوج ها می توانند احساس همدلی و درک بیشتری نسبت به یکدیگر داشته باشند. دعا برای سلامتی همسر می تواند به تمرکز بر نیازهای عاطفی و روحی آنها کمک کند و این امر باعث تقویت پیوند بین آنها می شود.

بخشش را تشویق می کند:
گنجاندن دعا در زندگی روزمره می تواند حس قدردانی نسبت به یکدیگر و رابطه را پرورش دهد. زوج‌هایی که با هم دعا می‌کنند، اغلب از یکدیگر قدردانی می کنند و محبت و حمایتی که از یکدیگر ارائه می کنند را تصدیق می کنند. این تمرین قدردانی می تواند رضایت کلی از رابطه را افزایش دهد و دیدگاه مثبتی را نسبت به زندگی ایجاد کند.

دعا می تواند ذهنیت بخشش را تقویت کند و به شریک زندگی کمک کند تا از رنجش یا آسیب های گذشته رها شود. می تواند به عنوان یادآور فروتنی و لطف عمل کند که برای حل تعارضات و التیام زخم های عاطفی ضروری است.

نقش دعا در خوشبختی زوجین و یک ازدواج موفق

یجاد یک حس مشترک هدف:

زوج‌هایی که با هم دعا می‌کنند، اغلب در ازدواجشان هدف و جهت‌گیری مشترکی را تجربه می‌کنند. این می‌تواند به آنها کمک کند تا روی اهداف و ارزش های خود تمرکز کنند و پایه عمیق تری برای رابطه فراهم کنند.

این هدف مشترک می تواند فراتر از اهداف شخصی گسترش یابد و شامل مشارکت جامعه، تلاش های عدالت اجتماعی یا ابتکارات خانواده محور باشد. کار با هم برای رسیدن به اهداف مشترک می تواند شراکت آنها را تقویت کند و یک تجربه زندگی مشترک کامل ایجاد کند.

استرس و اضطراب را کاهش می دهد:

دعا می تواند به عنوان منبع آرامش و کاهش استرس در زندگی زناشویی، به ویژه در مواقع سخت باشد. با روی آوردن به دعا، زوج ها می توانند آرامش و اطمینان پیدا کنند که به حفظ هماهنگی و انعطاف پذیری در رابطه کمک می کند.

دعا می تواند به زوج ها احساس حمایت عاطفی، به ویژه در زمان های چالش برانگیز، ارائه دهد. دانستن اینکه آنها باید در دعا به یکدیگر تکیه کنند، می تواند به شرکا کمک کند که در مبارزات خود کمتر احساس تنهایی کنند. این حمایت عاطفی تاب آوری را تقویت می کند و می تواند به زوج ها کمک کند تا موقعیت های سخت را به طور مؤثرتری هدایت کنند.

نقش دعا در خوشبختی زوجین و یک ازدواج موفق

صمیمیت معنوی:

دعا به عنوان پایه ای برای سفر معنوی زوجین با هم عمل می کند. وقتی زوج ها با هم دعا می کنند، ارزش ها، باورها و اهداف زندگی خود را هماهنگ می کنند و یک پایه معنوی مشترک قوی ایجاد می کنند. این تعهد مشترک می تواند به ارتباطات عاطفی عمیق تر و احساس وحدت در رویارویی با چالش های زندگی مشترک منجر شود.

برای بسیاری از زوج ها، نماز خواندن با هم صمیمیت معنوی را تقویت می کند، که می تواند نزدیکی عاطفی و فیزیکی را تقویت کند. این تمرین معنوی مشترک می تواند حس عمیقی از وحدت و پیوند فراتر از قلمرو فیزیکی ایجاد کند.

تشویق تصمیم گیری مشترک:

دعا می تواند به عنوان راهنمای تصمیم گیری های مهم به عنوان یک زوج عمل کند. هنگامی که شرکا در مورد انتخاب های مهم زندگی با هم دعا می کنند، حکمت الهی را به بحث های خود دعوت می کنند و به آنها کمک می کند تا انتخاب هایی داشته باشند که با ارزش ها و اهداف مشترک آنها همسو باشد. این رویکرد مشارکتی کار گروهی را تقویت می کند و پیوند آنها را تقویت می کند.

نقش دعا در خوشبختی زوجین و یک ازدواج موفق

تقویت تعهد:

دعا می تواند تعهد زوجین به یکدیگر و رابطه آنها را تقویت کند. با انجام منظم دعا، زوجین بر عهد و تعهد خود به یکدیگر تأکید می کنند و احساس امنیت و وفاداری را تقویت می کنند. این تعهد به عنوان یک عامل محافظتی در برابر چالش هایی که ممکن است در ازدواج ایجاد شود عمل می کند.

تقویت اعتماد:

اعتماد به اینکه قدرت بالاتری رابطه را هدایت می کند، می تواند به زوج ها ایمان بیشتری نسبت به یکدیگر و توانایی آنها برای غلبه بر چالش ها بدهد.

ایجاد آداب و سنت:

گنجاندن دعا در برنامه های روزمره می تواند آداب و سنت های معناداری ایجاد کند که زوج ها مشتاقانه منتظر آن هستند. چه دعای شبانه قبل از خواب باشد یا یک تمرین معنوی هفتگی، این تشریفات صمیمیت را تقویت می کند و لحظاتی را برای زوج ها در زندگی پرمشغله خود فراهم می کند. چنین شیوه های مشترک می تواند پیوندهای عاطفی را عمیق تر کند و خاطرات ماندگاری ایجاد کند.

تقویت پویایی خانواده:

زوج هایی که نماز را در اولویت قرار می دهند نه تنها رابطه خود را تقویت می کنند بلکه محیط مثبتی را برای فرزندان خود ایجاد می کنند.

نقش دعا در خوشبختی زوجین و یک ازدواج موفق

هنگامی که کودکان شاهد مشارکت والدین خود در دعا هستند، به احتمال زیاد ارزش ها و اعمال مشابهی را اتخاذ می کنند و چرخه ای از معنویت و ارتباط را ترویج می کنند که کل واحد خانواده را غنی می کند.

نتیجه گیری

به طور خلاصه، نماز نقش اساسی در افزایش سعادت و سلامت ازدواج دارد. ارتباط عاطفی را تقویت می کند، ارتباط را تسهیل می کند و قدردانی را پرورش می دهد، که در نهایت منجر به مشارکت رضایت بخش تر می شود. با پذیرفتن نماز به عنوان یک تمرین مشترک، زوج ها می توانند پیچیدگی های زندگی زناشویی را با درک، عشق و تعهد بیشتر پشت سر بگذارند و یک رابطه پایدار و شادی آور ایجاد کنند.

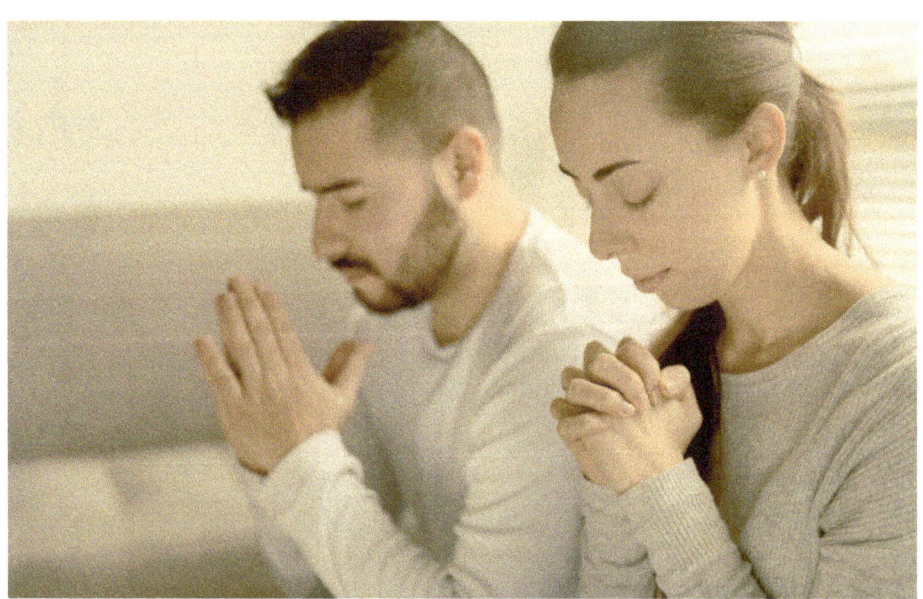

نقش نماز در تربیت فرزندان سالم و با اخلاق

نماز در تربیت فرزندانی سالم و دارای اخلاق نیکو نقش بسزایی دارد. اثرات می تواند به طرق مختلف ظاهر شود:

مدل سازی مثبت:

وقتی والدین مرتباً به نماز می پردازند و به آن متعهد هستند، فرزندان این رفتار را مشاهده می کنند و احتمالاً از آن تقلید می کنند. والدینی که پایبند به نماز و معنویت هستند ناخودآگاه فرزندان خود را به سمت رفتارهای مثبت و اخلاقی هدایت می کنند. این الگوها می تواند شامل احترام به دیگران، صداقت و تعامل مثبت با اطرافیان باشد.

تقویت ارزشهای اخلاقی:

نماز به کودکان ارزش های معنوی و اخلاقی مانند صداقت، احترام، فروتنی و کمک به دیگران را می آموزد. هنگامی که کودکان در محیطی بزرگ می شوند که این ارزش ها تقویت می شوند، احتمال بیشتری دارد که در بزرگسالی به این اصول پایبند باشند. این ارزش ها به آنها کمک می کند رفتارهای مثبت و سازنده را در روابط خود با دیگران پرورش دهند.

ایجاد آرامش و تعادل عاطفی:

دعا به افراد آرامش و ثبات عاطفی می دهد. کودکانی که در محیطی آرام و معنوی بزرگ می شوند استرس و اضطراب کمتری را تجربه می کنند که منجر به سلامت روانی بهتر می شود. این آرامش به آنها کمک می کند تا رفتارهای منطقی و کنترل شده تری از خود نشان دهند. علاوه بر این، تکنیک های مدیتیشن و دعا می تواند به آنها در مدیریت احساسات و چالش های روزانه کمک کند.

نقش نماز در تربیت فرزندان سالم و با اخلاق

تشویق مسئولیت پذیری:

از طریق دعا، کودکان یاد می گیرند که به مسئولیت ها و وظایف خود متعهد باشند. این جنبه می تواند در پرورش افراد مسئولیت پذیر و با اخلاق موثر باشد. علاوه بر این، والدین می توانند به فرزندان نشان دهند که نماز بخشی از مسئولیت های انسانی آنهاست که باید در نظر بگیرند.

تقویت ارتباط با خدا:

وقتی والدین کودکان را به نماز دعوت می کنند و نحوه ارتباط با خدا را به آنها آموزش می دهند، احساس امنیت و آرامش درونی پیدا می کنند. این ارتباط مثبت باعث می شود آنها رفتار بهتری از خود نشان دهند. این رابطه عمیق با خدا می تواند به کودکان قدرت رویارویی با چالش های زندگی را بدهد و آنها را به سمت انتخاب درست هدایت کند.

توسعه همدلی و نوع دوستی:

دعا و فعالیت های مذهبی اغلب بر تقویت همدلی و کمک به دیگران متمرکز است. کودکانی که در محیطی بزرگ می شوند که این مفاهیم در آن آموزش داده می شود، در طول زندگی خود مهربان تر و همدل تر هستند. این حس همدلی می تواند روابط مثبت و سازنده را تسهیل کند.

تقویت نظم و انضباط و خود کنترلی:

نماز به کودکان نظم و انضباط و خویشتن داری را می آموزد زیرا از والدین خود یاد می گیرند که اوقات نماز خود را برنامه ریزی کنند و در عمل خود پایداری نشان دهند.

نقش نماز در تربیت فرزندان سالم و با اخلاق

این نظم و انضباط به آنها کمک می کند تا زندگی خود را برنامه ریزی کنند و از خودکنترلی بیشتری استفاده کنند، که می تواند به آنها در تصمیم گیری بهتر در موقعیت های مختلف زندگی کمک کند.

تقویت هویت فرهنگی و مذهبی:

نماز به کودکان امکان می دهد هویت فرهنگی و مذهبی خود را شناسایی کرده و به آن افتخار کنند. این احساس تعلق به یک جامعه بزرگتر می تواند اعتماد به نفس آنها را افزایش دهد و به آنها کمک کند تا از فرهنگ و ارزش های خود محافظت کنند.

تشویق ارتباطات اجتماعی:

شرکت در نمازهای گروهی و فعالیت های مذهبی می تواند به کودکان کمک کند تا با دیگران در جامعه ارتباط برقرار کنند. این ارتباطات می تواند در ایجاد روابط دوستانه و شبکه های حمایتی موثر باشد و حس تعلق و امنیت را برای آنها ایجاد کند.

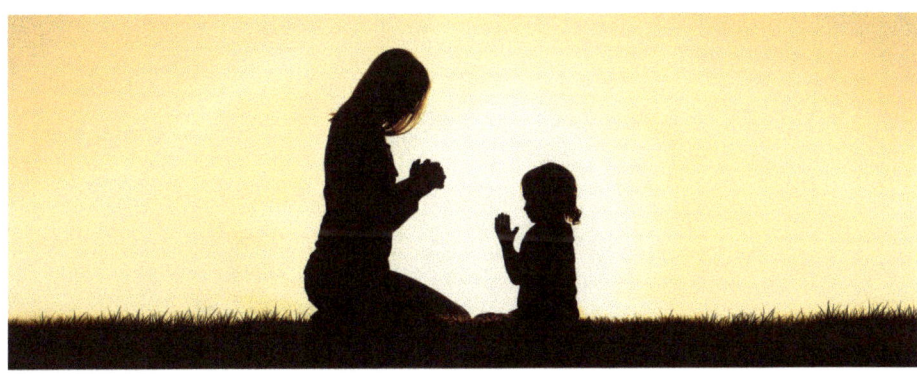

نقش نماز در تربیت فرزندان سالم و با اخلاق

توسعه تفکر انتقادی و معنوی:

دعا می تواند در پرورش تفکر انتقادی و معنوی به کودکان کمک کند. با یادگیری مفاهیم دینی و بحث در مورد آنها، کودکان می توانند سوالاتی را در مورد زندگی و معنای آن مطرح کنند که منجر به کاوش عمیق تر در باورهای آنها شود.

در پایان، دعا می تواند ابزاری قدرتمند در تربیت فرزندانی سالم و با اخلاق باشد. این به آنها کمک می کند تا در یک محیط معنوی و صلح آمیز رشد کنند و در عین حال ارزش های اخلاقی و رفتاری مثبت را اتخاذ کرده و تمرین کنند. والدین با ایجاد فضای معنوی حمایتی در خانواده می توانند به پرورش نسلی سالم و متعهد کمک کنند.

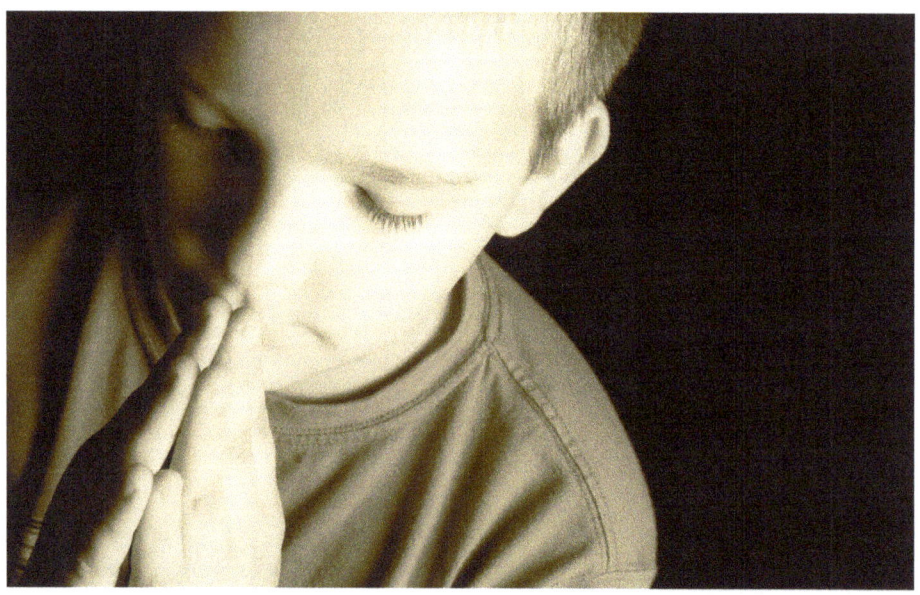

فصل ۵
نقش دعا برای رشد شخصی و حرفه ای

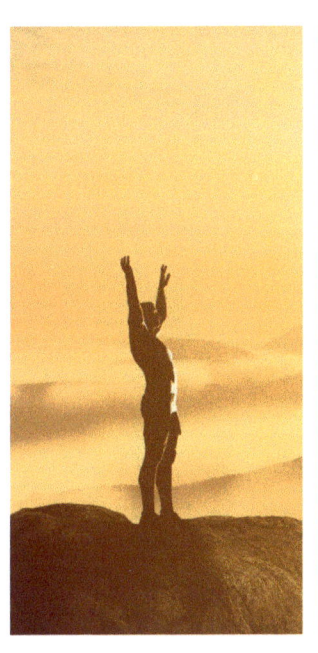
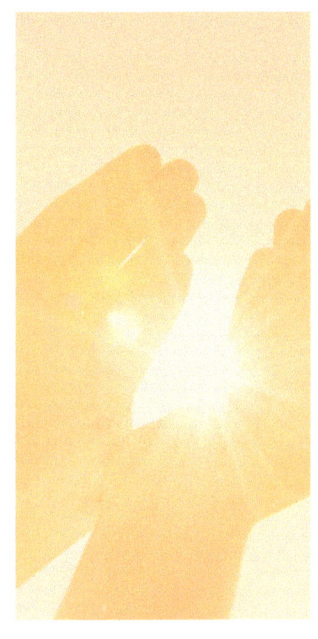
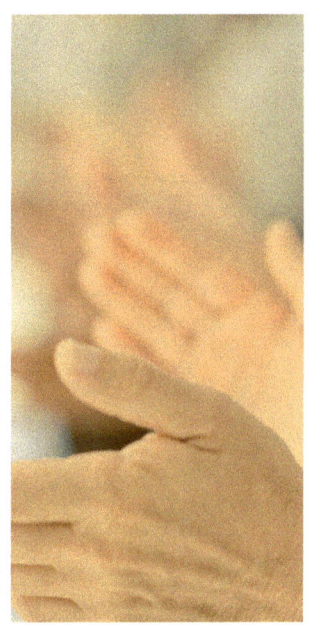

دعا می تواند با فراهم کردن زمینه های عاطفی، ذهنی و معنوی نقش قدرتمندی در حمایت از رشد شخصی و حرفه ای ایفا کند. در سطح شخصی، دعا لحظاتی از تأمل را ارائه می دهد، به افراد کمک می کند افکار خود را متمرکز کنند، استرس را کاهش دهند و آرامش درونی را پرورش دهند. این امر خودآگاهی را تشویق می کند و به افراد امکان می دهد اهداف و ارزش های خود را با وضوح بیشتری ارزیابی کنند، که حس هدف و جهت را در زندگی تقویت می کند. دعا با ایجاد فرصت‌های منظم برای قدردانی و آگاهی، ذهنیت مثبت و انعطاف‌پذیری را پرورش می‌دهد و به افراد کمک می‌کند تا چالش‌ها را با صبر و اطمینان پشت سر بگذارند.

نقش دعا برای رشد شخصی و حرفه ای

در یک زمینه حرفه ای، دعا می تواند وضوح و آرامش را در تصمیم گیری ارائه دهد و افراد را به انتخاب های متفکرانه و همسو با ارزش های اصلی خود راهنمایی کند. این کار استقامت و تمرکز را تقویت می کند و به متخصصان اجازه می دهد فشار را مدیریت کرده و با اعتماد به نفس بیشتری بر موانع غلبه کنند. دعا همچنین می تواند تعادل را تقویت کند و با تشویق لحظات مکث و تأمل در طول یک روز کاری پرمشغله راهی برای مدیریت استرس و جلوگیری از فرسودگی ارائه دهد.

علاوه بر این، شفقت و همدلی را پرورش می دهد که برای ایجاد روابط سالم با همکاران بسیار مهم است و منجر به کار تیمی بهتر و رهبری اخلاقی تر می شود.

در هر دو حوزه شخصی و حرفه ای، دعا با کمک به افراد مستقر، انعطاف پذیر و همسو با هدف عمیق تر خود، پایه ای برای رشد فراهم می کند و در نهایت منجر به یک زندگی کامل تر و متعادل تر می شود.

تأثیر نماز بر فعالیت‌های تحصیلی جوانان می‌تواند به چند صورت ظاهر شود:

کاهش استرس و اضطراب
دعا می تواند به عنوان نوعی مراقبه عمل کند و به کاهش استرس و اضطراب کمک کند. تحقیقات نشان داده است که تمرینات تمرکز حواس، از جمله دعا، می تواند سطح کورتیزول، هورمون مرتبط با استرس را کاهش دهد.

نقش دعا برای رشد شخصی و حرفه ای

یک مطالعه منتشر شده در مجله *Psychological Science* نشان داد که افرادی که به طور منظم دعا می کردند، سطوح پایین تری از اضطراب را گزارش کردند که به نوبه خود می تواند منجر به بهبود تمرکز و عملکرد تحصیلی شود. وقتی دانش‌آموزان کمتر احساس استرس می‌کنند، بهتر می‌توانند روی درس‌های خود تمرکز کنند و اطلاعات را حفظ کنند.

تقویت نظم و انضباط شخصی

نماز منظم مستلزم نظم و انضباط و تعهد است، ویژگی هایی که می تواند به مدیریت بهتر زمان و سازماندهی وظایف کمک کند. مطالعه ای در *ژورنال روانشناسی تربیتی* نشان داد که خود انضباطی نسبت به هوش، پیش بینی کننده بهتری برای موفقیت تحصیلی است. دانش‌آموزان با گنجاندن نماز در برنامه‌های روزانه خود، نظم و انضباط لازم را برای رعایت مهلت‌های تحصیلی و مدیریت مؤثر بارهای کاری خود پرورش می‌دهند.

حمایت اجتماعی

شرکت در مراسم و مجالس مذهبی می تواند حمایت و انگیزه اجتماعی را افزایش دهد. طبق تحقیقات منتشر شده در *Social Science & Medicine*، حمایت اجتماعی برای موفقیت تحصیلی بسیار مهم است، زیرا می تواند تاب آوری و انگیزه را در بین دانش آموزان افزایش دهد. گروه‌های نماز و جوامع مذهبی می‌توانند شبکه‌ای از حمایت را فراهم کنند، دانش‌آموزان را تشویق کنند تا چالش‌های تحصیلی خود را به اشتراک بگذارند و موفقیت‌های خود را با هم جشن بگیرند و حس تعلق و اجتماع را تقویت کنند.

نقش دعا برای رشد شخصی و حرفه ای

بهبود سلامت روان

دعا می تواند به سلامت روان کمک کند و از مسائلی مانند افسردگی و اضطراب جلوگیری کند. یک متاآنالیز منتشر شده در *بولتن روانشناسی* نشان داد که افرادی که درگیر دعا و سایر اعمال معنوی هستند سطوح بالاتری از بهزیستی و سطوح پایین‌تری از ناراحتی روانی را گزارش می‌کنند. بهبود سلامت روان می تواند به طور غیرمستقیم عملکرد تحصیلی را با ترویج دیدگاه مثبت تر نسبت به زندگی و مکانیسم های مقابله ای بهتر برای مدیریت فشارهای تحصیلی افزایش دهد.

تقویت ارزشهای اخلاقی

آموزه های دینی می تواند ارزش ها و اصول اخلاقی را در جوانان تقویت کند و بر رفتار و نگرش آنها در محیط دانشگاه تأثیر مثبت بگذارد. مطالعه ای در *ژورنال توسعه دانشجویان کالج* نشان داد که دانشجویان با چارچوب های اخلاقی قوی بر اساس باورهای مذهبی خود تمایل دارند سطوح بالاتری از صداقت و رفتار اخلاقی را از خود نشان دهند که می تواند به جو تحصیلی مثبت کمک کند.

اتصال به هدف

داشتن هدف معنوی و ارتباط با خدا می تواند به جوانان کمک کند تا در زندگی و تحصیل خود معنا و هدف پیدا کنند. تحقیقات مجله جوانان و نوجوانان نشان می‌دهد که دانش‌آموزانی که کار تحصیلی خود را معنادار می‌دانند، انگیزه و مشارکت بیشتری در تحصیل دارند. این ارتباط معنوی می تواند دانش آموزان را برانگیزد تا اهداف آموزشی خود را با احساس هدف و فداکاری دنبال کنند.

نقش دعا برای رشد شخصی و حرفه ای

افزایش عملکرد شناختی

برخی از مطالعات نشان می دهد که دعا می تواند عملکرد شناختی و خلاقیت را افزایش دهد. مطالعه‌ای در روان‌شناسی اعصاب نشان داده که تمرین‌های معنوی، از جمله دعا، می‌تواند انعطاف‌پذیری شناختی را بهبود بخشد و به دانش‌آموزان اجازه می‌دهد تا از دیدگاه‌های مختلف به مشکلات برخورد کنند و توانایی‌های حل مسئله‌شان را افزایش دهند. این مزیت شناختی می تواند به ویژه در محیط های دانشگاهی که تفکر نوآورانه ضروری است مفید باشد.

مکانیسم مقابله

نماز مکانیسمی برای مقابله با چالش های تحصیلی فراهم می کند. مطالعه ای که در مجله پزشکی رفتاری منتشر شد نشان داد افرادی که از دعا به عنوان یک راهبرد مقابله ای در موقعیت های استرس زا استفاده می کنند، سطوح پایین تر پریشانی و تنظیم هیجانی بهتری را گزارش کردند. این می تواند به دانش آموزان کمک کند تا فشارهای امتحانات، تکالیف و سایر مسئولیت های تحصیلی را تحمل کنند.

تقویت روابط مثبت

درگیر شدن در نماز می تواند منجر به توسعه روابط مثبت با همسالان و اساتید شود. تحقیقات نشان می‌دهد که دانش‌آموزانی که درگیر دعاهای مشترک یا بحث‌های معنوی می‌شوند، احتمالاً ارتباطات بین افراد قوی ایجاد می‌کنند، که می‌تواند یک محیط تحصیلی حمایتی را تقویت کند. این روابط می تواند منجر به مشارکت در مطالعه، مشاوره و پروژه های مشترک شود که موفقیت تحصیلی را افزایش می دهد.

نقش دعا برای رشد شخصی و حرفه ای

**ایجاد تاب آوری **

دعا می‌تواند انعطاف‌پذیری را تقویت کند و دانش‌آموزان را قادر می‌سازد تا از شکست‌ها و چالش‌ها عقب نشینی کنند. مطالعه‌ای در مجله تاب‌آوری در جوانان نشان داد که افرادی که به تمرین‌های معنوی منظم، از جمله دعا می‌پردازند، سطوح تاب‌آوری بالاتری از خود نشان می‌دهند. این تاب آوری برای دانش آموزانی که با فراز و نشیب های اجتناب ناپذیر زندگی تحصیلی روبرو هستند ضروری است.

در خاتمه، دعا می تواند به عنوان ابزاری قدرتمند برای دانشجویان و متخصصان در فعالیت های تحصیلی و شغلی آنها باشد. نماز با کاهش استرس، افزایش نظم و انضباط و تقویت حس اجتماع و هدف، از جوانان در مسیریابی در سفرهای آموزشی و دستیابی به اهداف حرفه ای خود حمایت می کند. تشویق دانش آموزان به گنجاندن نماز در برنامه های روزانه خود می تواند به طور قابل توجهی به رفاه کلی و موفقیت تحصیلی آنها کمک کند.

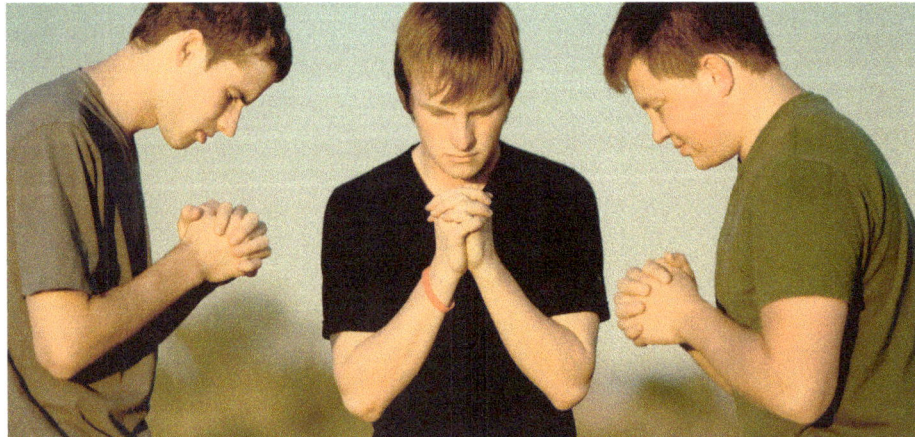

نقش دعا برای رشد شخصی و حرفه ای

تأثیر دعا در موفقیت ورزشکاران، هنرمندان و نوازندگان عمیق است و بر جنبه های مختلف اجرا و رفاه تأثیر می گذارد. در اینجا نگاهی عمیق‌تر به اینکه چگونه دعا و تمرین‌های معنوی می‌توانند نقش مهمی در افزایش عملکرد ورزشی و هنری ایفا کنند، آمده است:

تقویت روحیه و انگیزه

نماز منبعی از قدرت درونی ورزشکاران را فراهم می کند و اعتماد به نفس و روحیه آنها را تقویت می کند. استفن کوری، ستاره NBA، اغلب بر ایمان خود به خدا به عنوان نیرویی هدایت کننده در زندگی و حرفه خود تأکید می کند. او دعا را برای کمک به او متواضع و با انگیزه می داند و هدفش را در داخل و خارج از زمین به او یادآوری می کند.

برای نوازندگان، دعا می تواند به آنها کمک کند تا از نظر عاطفی با هنر خود ارتباط برقرار کنند. **یو-یو ما**، نوازنده سرشناس ویولن سل، به اشتراک گذاشته است که چگونه تمرینات معنوی او اجراهایش را تقویت می کند و به او اجازه می دهد تا عمیقاً با موسیقی و مخاطبانش ارتباط برقرار کند.

کاهش استرس

محیط های پرفشار ورزش و موسیقی رقابتی می تواند منجر به استرس و اضطراب قابل توجهی شود. مطالعات نشان می دهد که دعا می تواند پاسخ آرامش بدن را فعال کند و سطح کورتیزول (هورمون استرس) را کاهش دهد.

نقش دعا برای رشد شخصی و حرفه ای

به عنوان مثال، در طول المپیک 2016، کتی لدکی، شناگر المپیک، بر ایمان و دعاهای روزانه خود تکیه کرد تا اعصاب خود را آرام کند و انرژی خود را قبل از مسابقه متمرکز کند.

نوازندگان اغلب با اضطراب اجرا مواجه می شوند. لانگ لانگ، پیانیست مشهور جهان، در مورد استفاده از دعا و مدیتیشن برای مبارزه با اضطراب قبل از کنسرت صحبت کرده است که به او اجازه می دهد با سهولت و شادی بیشتری اجرا کند.

ورزشکاران در طول مسابقات نیاز به تمرکز لیزری دارند و دعا می تواند این تمرکز را تشدید کند. رافائل نادال، یکی از بزرگان تمام دوران تنیس، قبل از هر مسابقه یک مراسم منحصر به فرد دارد، از جمله دعاهایی که به او کمک می کند ذهن خود را متمرکز کند و انرژی خود را به طور موثر هدایت کند.

در موسیقی، تمرکز به همان اندازه ضروری است. بیانسه اشاره کرده است که از مدیتیشن و دعا برای تمرکز بر خود قبل از اجرا استفاده می کند که به او کمک می کند تمرکز خود را حفظ کند و نمایش های قدرتمند ارائه دهد.

حمایت اجتماعی و عاطفی:
جامعه نقش بسزایی در زندگی بسیاری از ورزشکاران دارد. دعاهای گروهی و مراقبه های گروهی حس تعلق و هدف مشترک را تقویت می کند. برای مثال، دابو سوینی، سرمربی تیم فوتبال کلمسون تایگرز، دعا را در فرهنگ تیمش ادغام می‌کند و بر نقش آن در ایجاد وحدت و انعطاف‌پذیری در بین بازیکنان تأکید می‌کند.

دعا برای ورزشکاران و عملکرد هنری

**افزایش تمرکز ذهنی **:
ادغام دعا و تمرین های معنوی می تواند یک تجربه دگرگون کننده برای ورزشکاران و نوازندگان باشد. این به آنها اجازه می دهد تا نه تنها در مشاغل حرفه ای خود بلکه در زندگی شخصی خود نیز پیشرفت کنند و حس تعادل، هدف و آرامش درونی را ایجاد کنند. در حالی که آنها فشارها و خواسته های حوزه خود را پشت سر می گذارند، دعا پناهگاهی به آنها می دهد و به آنها کمک می کند تا هم رفاه و هم ارتباط خود را با آنچه واقعاً مهم است حفظ کنند.

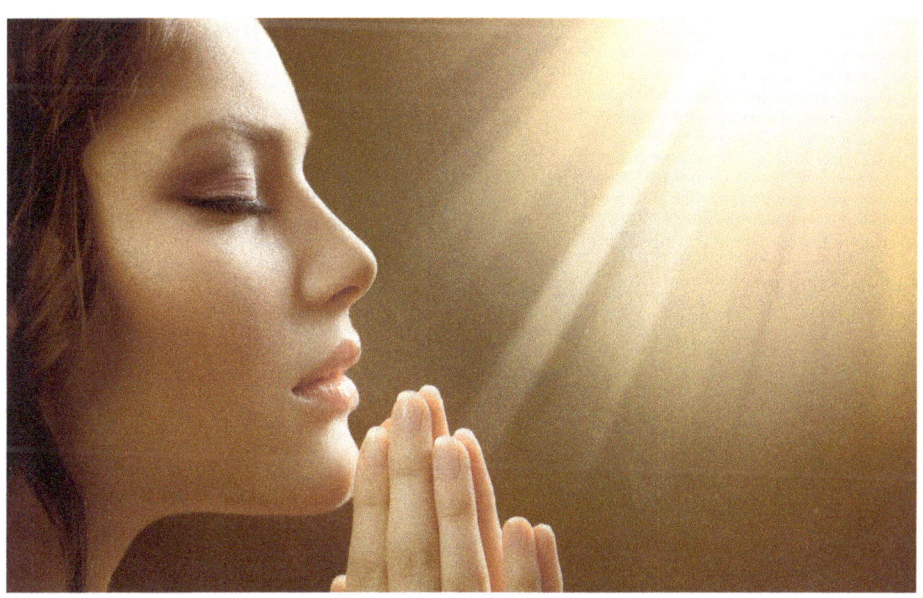

نتیجه گیری

پیوند میان دعا، ورزش و موسیقی چارچوبی قدرتمند برای ارتقای عملکرد و سلامت کلی فراهم می‌کند. در عرصه‌های رقابتی مانند ورزش و موسیقی، که تاب‌آوری ذهنی و استقامت بدنی ضروری هستند، دعا مزایای ویژه‌ای به همراه دارد. دعا انگیزه‌ای عمیق‌تر ایجاد می‌کند و به افراد کمک می‌کند تا با متصل کردن تلاش‌هایشان به هدفی بالاتر، از چالش‌ها و موانع عبور کنند. همچنین، دعا می‌تواند ابزاری برای کاهش استرس و اضطراب باشد و در برابر فشارهای موجود برای اجرای بهتر، آرامش خاطر به همراه آورد. به این ترتیب، تمرکز و وضوح ذهنی افزایش می‌یابد و ورزشکاران و موسیقی‌دانان قادر می‌شوند در لحظات حساس، به حداکثر توانایی‌های خود دست یابند.

علاوه بر این، عمل نماز باعث ایجاد حس ارتباط اجتماعی و حمایت می شود. نماز چه به صورت فردی و چه در یک اجتماع انجام شود، اغلب با خود احساس تعلق می‌آورد و این تصور را تقویت می‌کند که فرد بخشی از چیزی بزرگ‌تر است. این جنبه اجتماعی به ویژه در دو و میدانی و موسیقی ارزشمند است، جایی که کار تیمی، هماهنگی و همکاری نقش مهمی ایفا می کند. با تقویت این ارتباطات، دعا به ورزشکاران و نوازندگان کمک می کند تا زمین‌گیر، از نظر عاطفی انعطاف‌پذیر و قادر به رسیدگی به خواسته‌های شغلی خود باشند.

نتیجه گیری

از طریق داستان ورزشکاران و موسیقیدانان مشهوری که دعا را در برنامه روزانه خود قرار می دهند، شاهد تأثیر عمیق آن بر زندگی آنها هستیم. از ورزشکاران المپیکی که پیروزی‌های خود را به زمینه معنوی نسبت می‌دهند تا نوازندگان در سطح جهانی که برای یافتن تعادل در میان نیازهای تورها به دعا تکیه می‌کنند، ثابت شده است که این تمرین‌ها نه تنها موفقیت حرفه‌ای بلکه رضایت شخصی آنها را نیز افزایش می‌دهد. دعا به آنها احساس عمیق‌تری از هدف می‌دهد، فراتر از کسب مدال یا تسلط بر یک ساز - این یک لنگر معنوی است که به شادی و آرامش کلی آنها کمک می‌کند.

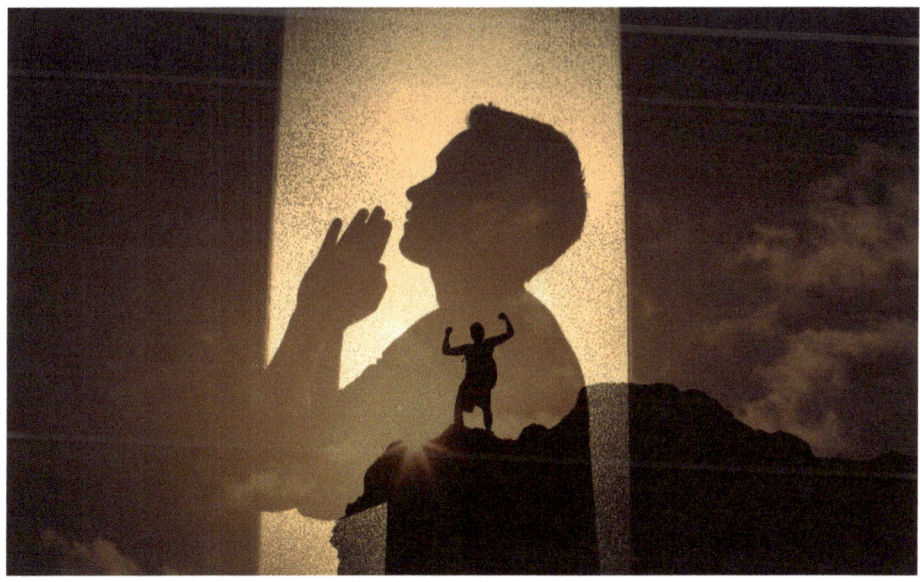

فصل ۶

دعا برای آرامش و خوشبختی کلی

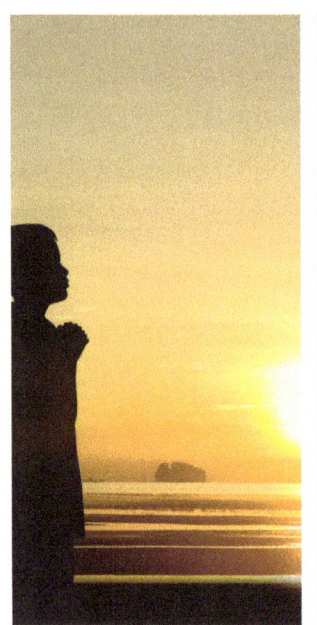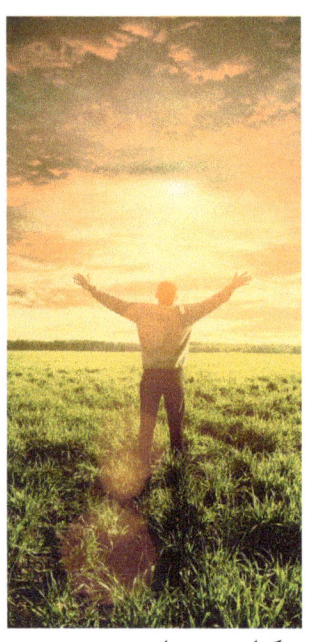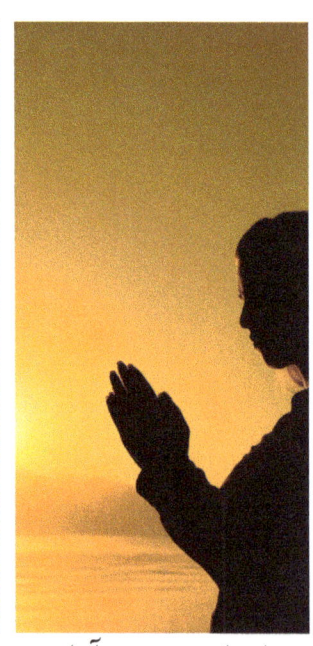

دعا با تقویت آرامش، کاهش استرس و تقویت آرامش عاطفی باعث افزایش رضایت از زندگی می شود. ارتباط با خدا را تقویت می کند و احساس امنیت و امید را ارائه می دهد. از طریق دعا، افراد می توانند معنا و هدفی را بیابند که فراتر از منافع شخصی است. شرکت در نمازهای جمعی و مراسم مذهبی نیز باعث ایجاد ارتباطات اجتماعی و همبستگی می شود. علاوه بر این، دعا در زمان‌های سخت، حمایت معنوی می‌کند و امید و انعطاف‌پذیری را فراهم می‌کند. رشد فردی و اخلاقی را تشویق می کند، اخلاقیات و رفتارهای مثبت را تقویت می کند، که رفاه فردی و اجتماعی را بهبود می بخشد.

این عوامل به افزایش کلی رضایت از زندگی کمک می کند و به افراد کمک می کند در مواجهه با چالش های زندگی قوی تر و انعطاف پذیرتر شوند.

دعا برای آرامش و خوشبختی کلی

دعا می تواند به طور قابل توجهی رضایت از زندگی را از طریق مسیرهای مختلف افزایش دهد:

احساس آرامش:

دعا اغلب با تمرکز و مراقبه همراه است که می تواند استرس را کاهش دهد و آرامش روحی و روانی را افزایش دهد.

تقویت ارتباط با خدا:

احساس نزدیکی به خدا و اعتقاد به اینکه نیروی برتری مراقب ماست می تواند احساس امنیت و امید را در خود پرورش دهد.

یافتن معنا و هدف:

دعا به افراد کمک می کند تا معنای بیشتری را در زندگی خود کشف کنند و هدفی را دنبال کنند که فراتر از منافع شخصی آنهاست.

تقویت ارتباطات اجتماعی:

شرکت در مراسم مذهبی و نمازهای جمعی می تواند پیوندهای اجتماعی را تقویت کند و حس همبستگی با دیگران را تقویت کند.

حمایت معنوی در مواجهه با چالش ها:

ایمان و دعا می تواند امید و استقامت افراد را در مواجهه با مشکلات زندگی فراهم کند.

رشد فردی و اخلاقی:

دعا اغلب تقویت اخلاق و رفتارهای مثبت را تشویق می کند و منجر به بهبود کیفیت زندگی شخصی و اجتماعی می شود.

نتیجه گیری

در این کاوش در مورد مزایای چندوجهی عبادت و دعا، ما به این موضوع پرداخته‌ایم که چگونه این تمرین عمیق زندگی ما را شکل می‌دهد و سلامت، شادی و رفاه کلی ما را غنی می‌سازد. سوره ها نشان داده اند که نماز صرفا یک مراسم نیست. این یک جنبه حیاتی از تجربه انسانی است که بر ابعاد مختلف وجود ما تأثیر می گذارد.

از همان ابتدا، در مورد اینکه چگونه نماز سلامت روان و عاطفی را تقویت می کند، بحث کردیم. دعا با کاهش استرس و اضطراب، پناهگاهی را برای افرادی که به دنبال آرامش در میان چالش های زندگی هستند، فراهم می کند. نشان داده شده است که مشارکت مداوم در نماز انعطاف پذیری را افزایش می دهد و دیدگاه مثبتی را ترویج می کند که می تواند به طور قابل توجهی زندگی روزمره ما را بهبود بخشد. شواهد ارائه شده ارتباط روشنی بین نماز منظم و افزایش شادی، عزت نفس، و احساس تعلق را که برای سلامتی کل‌نگر حیاتی هستند، نشان می‌دهد.

همچنین بر نقش نماز در تربیت فرزند تاکید شد. والدینی که اعمال معنوی را به فرزندان خود القا می کنند به آنها کمک می کنند تا ارزش های اخلاقی قوی و احساس مسئولیت را پرورش دهند. این کودکان در محیط های غنی از همدلی، نظم و ثبات عاطفی رشد می کنند. مثال‌هایی که ما بررسی کردیم نشان می‌دهد که چگونه دعا می‌تواند به عنوان یک چراغ راهنما عمل کند و ذهن‌های جوان را قادر می‌سازد تا پیچیدگی‌های زندگی را با اعتماد به نفس و شفقت طی کنند.

نتیجه گیری

علاوه بر این، ما تأثیر دگرگون‌کننده نماز بر آموزش و رشد حرفه‌ای را بررسی کردیم. دانش‌آموزانی که دعا را در برنامه‌های روزمره خود ادغام می‌کنند، اغلب سطوح استرس کمتر، تمرکز بیشتر و احساس هدفمندی را تجربه می‌کنند. نماز با تقویت نظم و انضباط و افزایش وضوح ذهنی، به ابزاری قدرتمند برای موفقیت تحصیلی و حرفه ای تبدیل می شود. داستان‌های چهره‌های برجسته در ورزش و هنر نشان می‌دهد که چگونه یک پایه معنوی قوی می‌تواند به دستاوردهای چشمگیری منجر شود، و نشان می‌دهد که تعالی می‌تواند از طریق دعا بسیار افزایش یابد.

به ویژه ورزشکاران و نوازندگان تأثیر عمیق دعا را بر عملکرد خود نشان می دهند. ارتباط بین دعا و بهبود تمرکز، کاهش اضطراب و افزایش انگیزه به عنوان شاهدی بر اثربخشی آن است. آنها با استقرار خود در اعمال معنوی، نه تنها مهارت خود را ارتقا می دهند، بلکه معنای عمیق تری را در تلاش های خود می یابند. داستان‌های آن‌ها الهام‌بخش همه است و نشان می‌دهد که چگونه ایمان می‌تواند کاتالیزوری برای دستیابی به عظمت باشد و در عین حال به ارزش‌های اصلی فرد متصل بماند.

همانطور که ما این سفر را از طریق مزایای دعا به پایان می بریم، ضروری است که بدانیم این عمل یک راه حل یک اندازه مناسب برای همه نیست. رابطه هر فرد با دعا منحصر به فرد است که بر اساس باورها، تجربیات و زمینه های شخصی شکل می گیرد. با این حال، پیام کلی همچنان روشن است: دعا ابزار قدرتمندی است که می تواند زندگی ما را به روش های بی شماری غنی کند.

نتیجه گیری

این کتاب با تشویق خوانندگان به پذیرفتن دعا در زندگی خود، از بازگشت به اعمال معنوی که رفاه، ارتباط و هدف را ارتقا می دهد، حمایت می کند. خواه از طریق لحظات تأمل آرام، عبادت جمعی، یا ادغام نماز در روال روزانه باشد، مزایای بالقوه بسیار گسترده و متحول کننده است.

در دنیایی که غالباً موفقیت مادی و اعتبار خارجی را در اولویت قرار می دهد، دعا ما را به مکث، تأمل و ارتباط مجدد با آنچه واقعاً مهم است دعوت می کند. محیطی را ایجاد می کند که در آن افراد می توانند از نظر عاطفی، ذهنی و معنوی رشد کنند و به آنها اجازه می دهد با نیت و لطف زندگی کنند.

قدرت دعا

برای زندگی پر معنادارتر

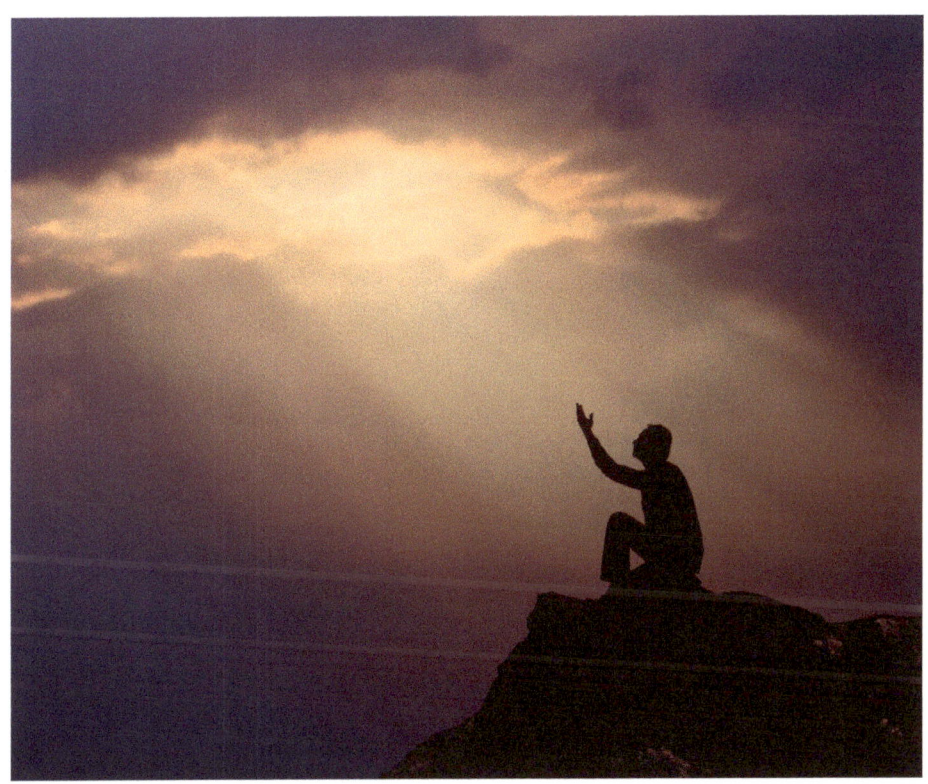

باشد که این کاوش به شما انگیزه دهد که تمرین معنوی خود را پرورش دهید، در دعا آرامش پیدا کنید و شاهد تأثیرات عمیق آن بر سلامت، شادی و موفقیت خود باشید. در حالی که این سفر را آغاز می کنید، به یاد داشته باشید که دعا صرفاً یک عمل عبادت نیست، بلکه راهی برای زندگی پربارتر و معنادارتر است.

پایان نسخه فارسی این کتاب

END OF ENGLISH VERSION OF THIS BOOK

POWER OF PRAYER

FOR A HEALTHIER AND MORE MEANINGFUL LIFE

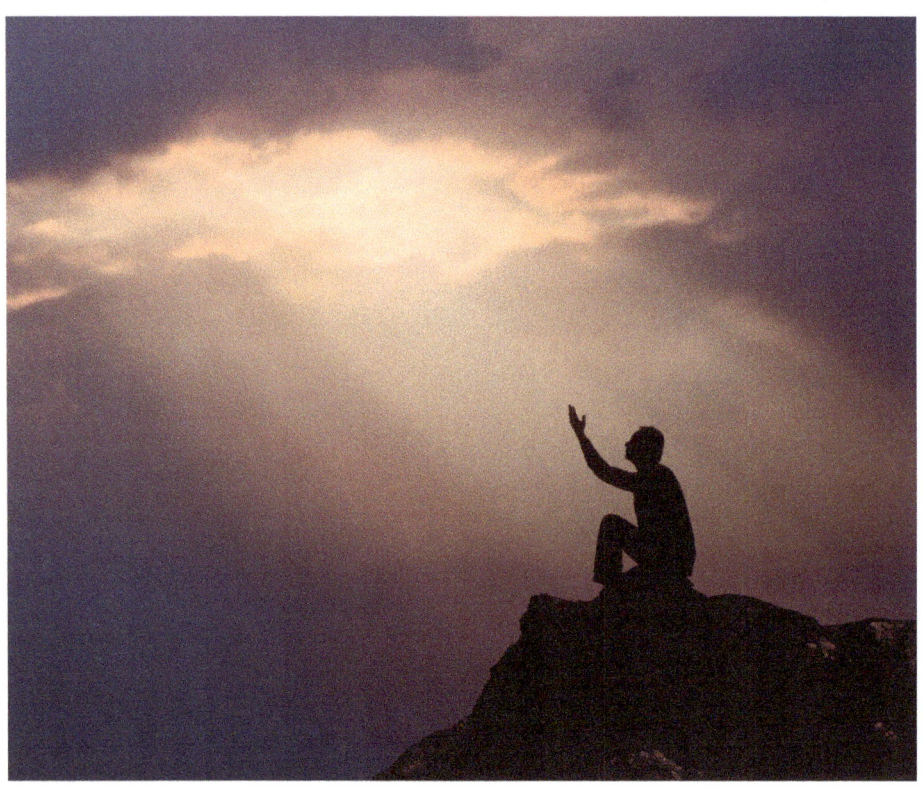

May this exploration inspire you to cultivate your own spiritual practice, to find solace in prayer, and to witness its profound effects on your health, happiness, and success. As you embark on this journey, remember that prayer is not merely an act of devotion but a pathway to a more fulfilling and meaningful life.

CONCLUSION

Athletes and musicians, in particular, exhibit the profound influence of prayer on their performance. The connection between prayer and improved focus, reduced anxiety, and enhanced motivation serves as a testament to its effectiveness. By grounding themselves in spiritual practices, they not only elevate their craft but also find a deeper sense of meaning in their endeavors. Their stories serve as inspiration for all, highlighting how faith can be a catalyst for achieving greatness while remaining connected to one's core values.

As we conclude this journey through the benefits of prayer, it is essential to recognize that this practice is not a one-size-fits-all solution. Each individual's relationship with prayer is unique, shaped by personal beliefs, experiences, and contexts. However, the overarching message remains clear: prayer is a powerful tool that can enrich our lives in myriad ways.

Encouraging readers to embrace prayer in their own lives, this book advocates for a return to spiritual practices that promote well-being, connection, and purpose. Whether it is through moments of quiet reflection, communal worship, or integrating prayer into daily routines, the potential benefits are vast and transformative.

In a world that often prioritizes material success and external validation, prayer invites us to pause, reflect, and reconnect with what truly matters. It fosters an environment where individuals can thrive—emotionally, mentally, and spiritually—allowing them to live with intention and grace.

CONCLUSION

In this exploration of the multifaceted benefits of worship and prayer, we have delved into how this profound practice shapes our lives, enriching our health, happiness, and overall well-being. The chapters have illustrated that prayer is not merely a ritual; it is a vital aspect of human experience that influences various dimensions of our existence.

From the outset, we discussed how prayer fosters mental and emotional health. By reducing stress and anxiety, prayer provides a sanctuary for individuals seeking peace amidst life's challenges. It has been shown that consistent engagement in prayer enhances resilience, promoting a positive outlook that can significantly improve our daily lives. The evidence presented highlights a clear connection between regular prayer and an increase in happiness, self-esteem, and a sense of belonging, which are crucial for holistic health.

The role of prayer in child-rearing was also emphasized. Parents who instill spiritual practices in their children help them develop strong moral values and a sense of responsibility. These children grow up in environments rich in empathy, discipline, and emotional stability. The examples we explored demonstrate how prayer can serve as a guiding light, enabling young minds to navigate the complexities of life with confidence and compassion.

Moreover, we examined the transformative impact of prayer on education and professional growth. Students who integrate prayer into their routines often experience lower stress levels, increased focus, and a heightened sense of purpose. By fostering self-discipline and enhancing mental clarity, prayer becomes a powerful tool for academic and professional success. The stories of notable figures in sports and the arts reveal how a strong spiritual foundation can lead to remarkable achievements, illustrating that the pursuit of excellence can be greatly enhanced through prayer.

PRAYER FOR OVERALL PEACE AND HAPPINESS

Prayer can significantly enhance life satisfaction through various pathways:

Feeling of Calmness and Serenity:
Prayer is often accompanied by focus and meditation, which can reduce stress and enhance mental and emotional peace.

Strengthening the Connection with God:
The feeling of closeness to God and the belief that there is a higher power watching over us can foster a sense of security and hope.

Finding Meaning and Purpose:
Prayer helps individuals discover greater meaning in their lives and pursue a purpose that transcends their personal interests.

Enhancing Social Connections:
Participating in religious ceremonies and communal prayers can strengthen social bonds and foster a sense of solidarity with others.

Spiritual Support in Facing Challenges:
Faith and prayer can provide individuals with hope and resilience when confronting life's difficulties.

Personal and Moral Growth:
Prayer often encourages the reinforcement of ethics and positive behaviors, leading to an improved quality of both personal and social life..

CHAPTER 6

PRAYER FOR OVERALL PEACE AND HAPPINESS

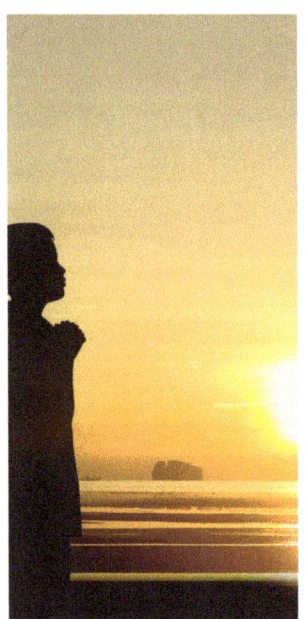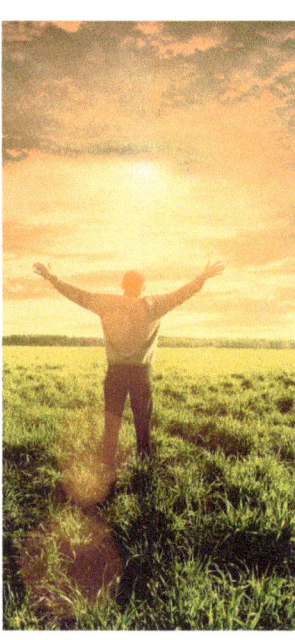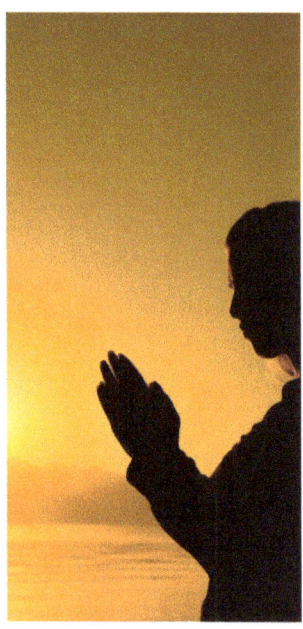

Prayer enhances life satisfaction by promoting calmness, reducing stress, and fostering emotional peace. It strengthens the connection with God, offering a sense of security and hope. Through prayer, individuals can find meaning and purpose that transcend personal interests. Engaging in communal prayers and religious ceremonies also builds social connections and solidarity. Furthermore, prayer offers spiritual support during challenging times, providing hope and resilience. It encourages personal and moral growth, reinforcing ethics and positive behaviors, which improve both personal and social well-being.

These factors contribute to an overall increase in life satisfaction and help individuals become stronger and more resilient when faced with life's challenges.

In addition to prayer, the presence of good friends in an individual's life can have a profound impact on spiritual growth. Key ways they contribute include:

CONCLUSION

The intertwining of prayer, athletics, and music creates a powerful framework for enhancing both performance and overall well-being. In competitive fields like sports and music, where mental resilience and physical endurance are key, prayer offers unique benefits. It fosters a deeper sense of motivation, helping individuals push through challenges and setbacks by connecting their efforts to a higher purpose. Prayer can also serve as a tool for reducing stress and anxiety, providing a calming presence amidst the pressure to perform. In doing so, it enhances focus and mental clarity, enabling athletes and musicians to tap into their full potential during critical moments.

Moreover, the act of prayer promotes a sense of social connection and support. Whether performed individually or within a community, prayer often brings with it a sense of belonging, reinforcing the notion that the individual is part of something greater. This social aspect is particularly valuable in both athletics and music, where teamwork, harmony, and collaboration play significant roles. By fostering these connections, prayer helps athletes and musicians stay grounded, emotionally resilient, and capable of handling the demands of their careers.

Through the stories of renowned athletes and musicians who incorporate prayer into their daily routines, we witness the profound impact it has on their lives. From Olympic athletes who attribute their victories to spiritual grounding to world-class musicians who rely on prayer to find balance amidst the demands of touring, these practices have been proven to enhance not just their professional success but also their personal fulfillment. Prayer gives them a deeper sense of purpose beyond just winning medals or mastering an instrument—it provides a spiritual anchor that contributes to their overall happiness and peace of mind.

PRAYER FOR ATHLETES AND ARTISTIC PERFORMANCE

Increasing Mental Focus
Athletes need laser-like focus during competitions, and prayer can sharpen this concentration. Rafael Nadal, one of tennis's all-time greats, has a unique ritual before each match, including prayers that help him focus his mind and channel his energy effectively.

In music, focus is equally essential. Beyoncé has mentioned that she uses meditation and prayer to center herself before performances, which helps her maintain concentration and deliver powerful shows.

Social and Emotional Support
Community plays a significant role in the lives of many athletes. Team prayers and group meditations foster a sense of belonging and shared purpose. For example, Dabo Swinney, head coach of the Clemson Tigers football team, integrates prayer into his team's culture, emphasizing its role in building unity and resilience among players.

Incorporating prayer and spiritual practices can be a transformative experience for athletes and musicians. It allows them to thrive not only in their professional careers but also in their personal lives, providing a sense of balance, purpose, and inner peace. As they navigate the pressures and demands of their fields, prayer offers a refuge, helping them to maintain both their well-being and their connection to what truly matters.

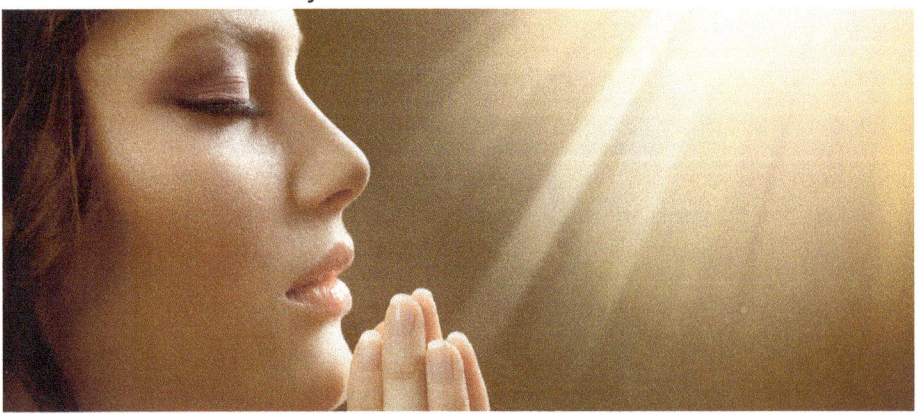

THE ROLE OF PRAYER FOR PERSONAL AND PROFESSIONAL GROWTH

The impact of prayer on the success of athletes, artists and musicians is profound, influencing various aspects of performance and well-being. Here's a deeper look into how prayer and spiritual practices can play a crucial role in enhancing athletic and artistic performance:

Enhancing Spirit and Motivation

Prayer provides athletes with a source of inner strength, boosting their confidence and morale. Stephen Curry, NBA star, often emphasizes his faith in God as a guiding force in his life and career. He credits prayer for helping him remain humble and motivated, reminding him of his purpose on and off the court.

For musicians, prayer can help them connect emotionally with their art. **Yo-Yo Ma**, the renowned cellist, has shared how his spiritual practices enhance his performances by allowing him to connect deeply with the music and his audience.

Stress Reduction

The high-pressure environments of competitive sports and music can lead to significant stress and anxiety. Studies show that prayer can activate the body's relaxation response, reducing levels of cortisol (the stress hormone). For example, during the 2016 Olympics, Katie Ledecky, Olympic swimmer, relied on her faith and daily prayers to calm her nerves and focus her energy before races.

Musicians often face performance anxiety. Lang Lang, the world-famous pianist, has spoken about using prayer and meditation to combat anxiety before concerts, allowing him to perform with greater ease and joy.

THE ROLE OF PRAYER FOR PERSONAL AND PROFESSIONAL GROWTH

Promotion of Positive Relationships

Engaging in prayer can lead to the development of positive relationships with peers and faculty. Research indicates that students who engage in collaborative prayer or spiritual discussions are more likely to build strong interpersonal connections, which can foster a supportive academic environment. These relationships can lead to study partnerships, mentorships, and collaborative projects that enhance academic success.

Building Resilience

Prayer can promote resilience, enabling students to bounce back from setbacks and challenges. A study in the Journal of Resilience in Youth found that individuals who engage in regular spiritual practices, including prayer, exhibit higher resilience levels. This resilience is essential for students facing the inevitable ups and downs of academic life.

In conclusion,
prayer can serve as a powerful tool for students and professionals in their academic and career pursuits. By reducing stress, enhancing self-discipline, and fostering a sense of community and purpose, prayer supports young individuals in navigating their educational journeys and achieving their professional goals. Encouraging students to incorporate prayer into their daily routines can significantly contribute to their overall well-being and academic success.

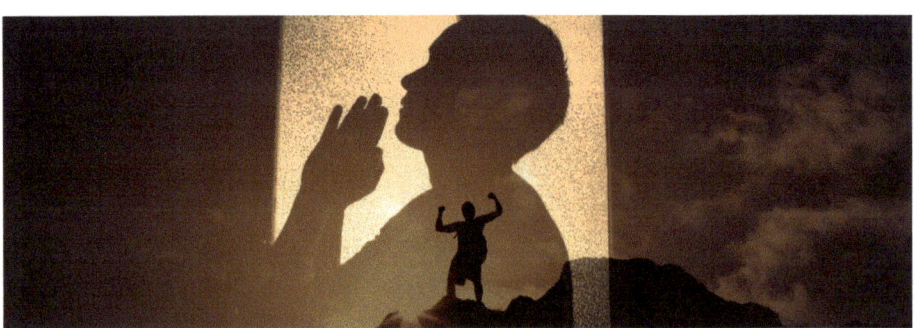

THE ROLE OF PRAYER FOR PERSONAL AND PROFESSIONAL GROWTH

Connection to Purpose

Having a spiritual goal and connection to God can help young people find meaning and purpose in their lives and studies. Research from the Journal of Youth and Adolescence indicates that students who perceive their academic work as meaningful are more motivated and engaged in their studies. This spiritual connection can inspire students to pursue their educational goals with a sense of purpose and dedication.

Enhanced Cognitive Function

Some studies suggest that prayer can enhance cognitive function and creativity. A study in Neuropsychology found that spiritual practices, including prayer, can improve cognitive flexibility, allowing students to approach problems from different perspectives and enhancing their problem-solving abilities. This cognitive benefit can be particularly advantageous in academic settings where innovative thinking is essential.

Coping Mechanism

Prayer provides a coping mechanism for dealing with academic challenges. A study published in Journal of Behavioral Medicine found that individuals who utilized prayer as a coping strategy during stressful situations reported lower levels of distress and better emotional regulation. This can help students navigate the pressures of exams, assignments, and other academic responsibilities.

THE ROLE OF PRAYER FOR PERSONAL AND PROFESSIONAL GROWTH

Social Support

Participation in religious ceremonies and gatherings can enhance social support and motivation. According to research published in *Social Science & Medicine*, social support is crucial for academic success, as it can boost resilience and motivation among students. Prayer groups and religious communities can provide a network of support, encouraging students to share their academic challenges and celebrate their successes together, fostering a sense of belonging and community.

Improving Mental Health

Prayer can contribute to better mental health and help prevent issues such as depression and anxiety. A meta-analysis published in *Psychological Bulletin* indicated that individuals who engage in prayer and other spiritual practices report higher levels of well-being and lower levels of psychological distress. Improved mental health can indirectly enhance academic performance by promoting a more positive outlook on life and better coping mechanisms for handling academic pressures.

Reinforcing Moral Values

Religious teachings can reinforce moral values and principles in young people, positively impacting their behavior and attitudes in the university environment. A study in the *Journal of College Student Development* revealed that students with strong moral frameworks based on their religious beliefs tend to exhibit higher levels of integrity and ethical behavior, which can contribute to a positive academic atmosphere.

THE ROLE OF PRAYER FOR PERSONAL AND PROFESSIONAL GROWTH

Additionally, it nurtures compassion and empathy, which are crucial for building healthy relationships with colleagues, leading to better teamwork and more ethical leadership.

In both personal and professional spheres, prayer provides a foundation for growth by helping individuals stay grounded, resilient, and aligned with their deeper purpose, ultimately leading to a more fulfilled and balanced life.

The effects of prayer on the academic pursuits of young people can manifest in several ways:

Reducing Stress and Anxiety

Prayer can act as a form of meditation, aiding in the reduction of stress and anxiety. Research has shown that mindfulness practices, including prayer, can lower cortisol levels, the hormone associated with stress. A study published in the journal *Psychological Science* found that individuals who engaged in regular prayer reported lower levels of anxiety, which in turn can lead to improved focus and academic performance. When students feel less stressed, they are better able to concentrate on their studies and retain information.

Enhancing Self-Discipline

Regular prayer requires self-discipline and commitment, qualities that can assist in better time management and task organization. A study in the *Journal of Educational Psychology* found that self-discipline is a better predictor of academic success than intelligence. By incorporating prayer into their daily routines, students cultivate the discipline necessary to meet academic deadlines and manage their workloads effectively.

CHAPTER 5

THE ROLE OF PRAYER FOR PERSONAL AND PROFESSIONAL GROWTH

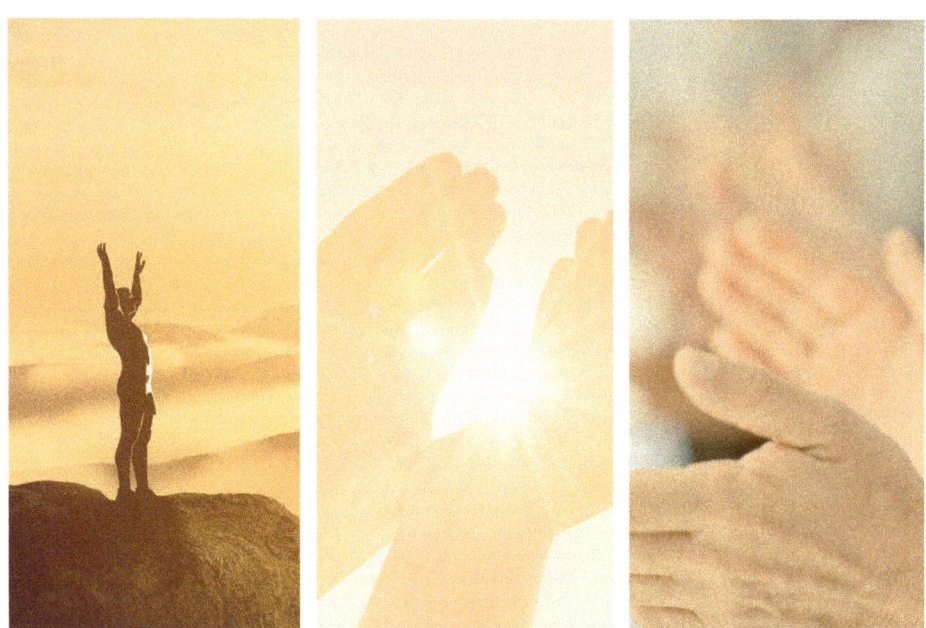

Prayer can play a powerful role in supporting personal and professional growth by providing emotional, mental, and spiritual grounding. On a personal level, prayer offers moments of reflection, helping individuals center their thoughts, reduce stress, and cultivate inner peace. It encourages self-awareness, allowing people to assess their goals and values more clearly, which fosters a sense of purpose and direction in life. By creating regular opportunities for gratitude and mindfulness, prayer nurtures a mindset of positivity and resilience, helping individuals navigate challenges with patience and confidence.

In a professional context, prayer can offer clarity and calm in decision-making, guiding individuals to make thoughtful choices aligned with their core values. It fosters perseverance and focus, allowing professionals to manage pressure and overcome setbacks with a greater sense of confidence. Prayer can also promote balance, offering a way to manage stress and avoid burnout by encouraging moments of pause and reflection throughout a busy workday.

THE ROLE OF PRAYER IN RAISING HEALTHY AND ETHICAL CHILDREN

Encouraging Social Connections:

Participation in group prayers and religious activities can help children connect with others in the community. These connections can be effective in forming friendships and supportive networks, providing them with a sense of belonging and security.

Developing Critical and Spiritual Thinking:

Prayer can help children cultivate critical and spiritual thinking. By learning about religious concepts and discussing them, children can raise questions about life and its meaning, leading to a deeper exploration of their beliefs.

In conclusion, prayer can be a powerful tool in raising healthy and ethical children. It helps them grow in a spiritual and peaceful environment while adopting and practicing positive moral and behavioral values. By creating a supportive spiritual atmosphere in the family, parents can contribute to nurturing a healthy and committed generation.

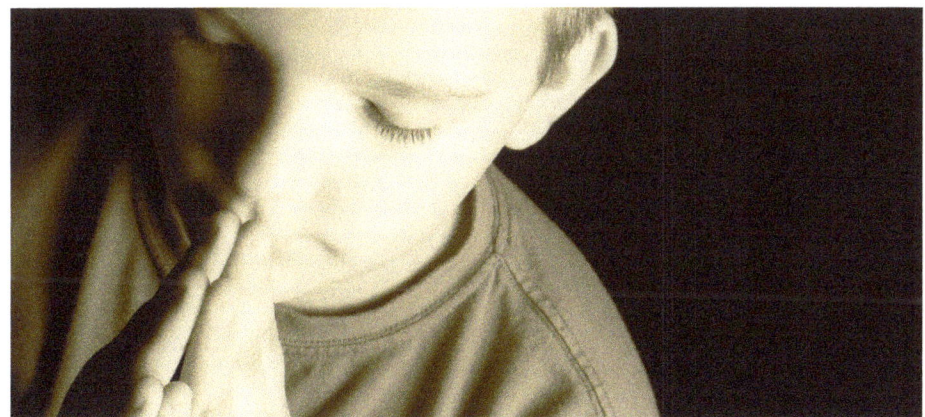

THE ROLE OF PRAYER IN RAISING HEALTHY AND ETHICAL CHILDREN

Strengthening Connection with God:

When parents invite children to pray and teach them how to communicate with God, they gain a sense of security and inner peace. This positive connection leads them to exhibit better behavior. This deep relationship with God can provide children with the strength to face life's challenges and guide them towards making the right choices.

Developing Empathy and Altruism:

Prayer and religious activities often focus on enhancing empathy and helping others. Children who grow up in an environment where these concepts are taught tend to be kinder and more empathetic throughout their lives. This sense of empathy can facilitate positive and constructive relationships.

Fostering Discipline and Self-Control:

Prayer teaches children discipline and self-control as they learn from their parents to schedule their prayer times and show persistence in their practice. This discipline helps them plan their lives and exercise greater self-control, which can assist them in making better decisions in various life situations.

Strengthening Cultural and Religious Identity:

Prayer allows children to identify and take pride in their cultural and religious identity. This sense of belonging to a larger community can enhance their self-confidence and help them protect their culture and values.

THE ROLE OF PRAYER IN RAISING HEALTHY AND ETHICAL CHILDREN

Prayer plays a significant role in raising children who are healthy and possess good morals. The effects can manifest in many ways:

Positive Modeling:

When parents regularly engage in prayer and are committed to it, children observe this behavior and are likely to emulate it. Parents who are devoted to prayer and spirituality unconsciously guide their children towards positive and ethical behaviors. These role models can include respect for others, honesty, and positive interactions with those around them.

Reinforcing Moral Values:

Prayer teaches children spiritual and moral values such as honesty, respect, humility, and helping others. When children grow up in an environment where these values are reinforced, they are more likely to adhere to these principles in adulthood. These values help them foster positive and constructive behavior in their relationships with others.

Creating Calmness and Emotional Balance:

Prayer provides individuals with peace and emotional stability. Children raised in a calm and spiritual environment experience less stress and anxiety, leading to better mental health. This tranquility helps them exhibit more logical and controlled behaviors. Additionally, meditation and prayer techniques can assist them in managing their emotions and daily challenges.

Encouraging Responsibility:

Through prayer, children learn to be committed to their responsibilities and obligations. This aspect can be effective in nurturing responsible and ethical individuals. Moreover, parents can show children that prayer is part of their human responsibilities that they must consider.

THE ROLE OF PRAYER IN COUPLES' HAPPINESS AND A STRONG MARRIAGE

Strengthening Family Dynamics:

Couples who prioritize prayer not only strengthen their relationship but also create a positive environment for their children. When children witness their parents engaging in prayer, they are more likely to adopt similar values and practices, promoting a cycle of spirituality and connection that enriches the entire family unit.

Conclusion

In summary, prayer plays a pivotal role in enhancing the happiness and health of a marriage. It fosters emotional connection, facilitates communication, and cultivates gratitude, ultimately leading to a more fulfilling partnership. By embracing prayer as a shared practice, couples can navigate the complexities of married life with greater understanding, love, and commitment, creating a lasting and joyful relationship.

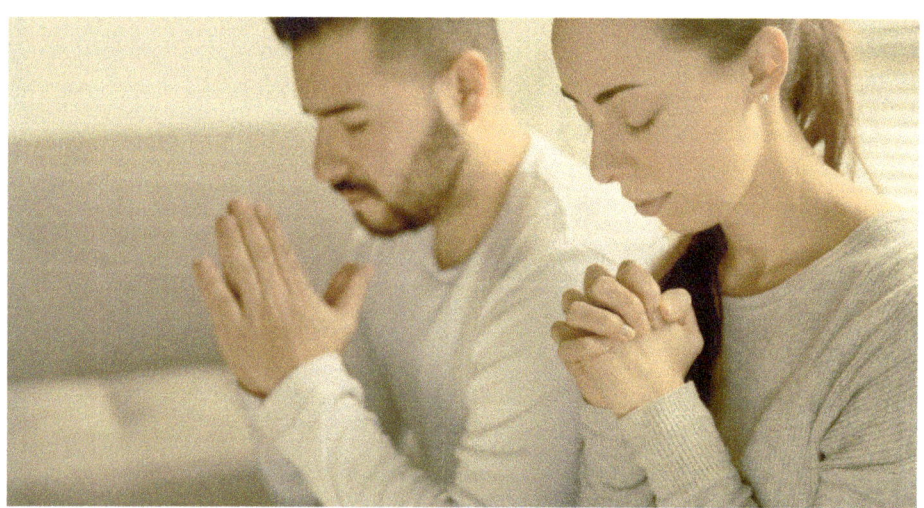

THE ROLE OF PRAYER IN COUPLES' HAPPINESS AND A STRONG MARRIAGE

For many couples, praying together fosters spiritual intimacy, which can strengthen emotional and physical closeness. This shared spiritual practice can create a deep sense of unity and connection beyond the physical realm.

Encouraging Joint Decision-Making:

Prayer can serve as a guide for making important decisions as a couple. When partners pray together about significant life choices, they invite divine wisdom into their discussions, helping them make choices that are in alignment with their shared values and goals. This collaborative approach fosters teamwork and strengthens their bond.

Strengthening Commitment:

Prayer can reinforce a couple's commitment to one another and their relationship. By regularly engaging in prayer, couples reaffirm their vows and dedication to one another, fostering a sense of security and loyalty. This commitment acts as a protective factor against challenges that may arise in the marriage.

Creating Rituals and Traditions:

Incorporating prayer into daily routines can create meaningful rituals and traditions that couples look forward to. Whether it's a nightly prayer before bed or a weekly spiritual practice, these rituals enhance intimacy and provide couples with moments of connection in their busy lives. Such shared practices can deepen emotional bonds and create lasting memories.

Strengthens Trust:

Trusting that a higher power is guiding the relationship can give couples more faith in each other and in their ability to navigate challenges together.

THE ROLE OF PRAYER IN COUPLES' HAPPINESS AND A STRONG MARRIAGE

Creates a Shared Sense of Purpose:

Couples who pray together often experience a shared sense of purpose and direction in their marriage. It can help them focus on their goals and values, providing a deeper foundation for the relationship.

This shared purpose can extend beyond personal goals to include community involvement, social justice efforts, or family-oriented initiatives. Working together towards common objectives can strengthen their partnership and create a fulfilling shared life experience.

Reduces Stress and Anxiety:

Prayer can serve as a source of comfort and reduce stress within the marriage, especially during difficult times. By turning to prayer, couples can find peace and reassurance, which helps maintain harmony and resilience in the relationship.

Prayer can offer couples a sense of emotional support, particularly during challenging times. Knowing that they have each other to lean on in prayer can help partners feel less alone in their struggles. This emotional support fosters resilience and can help couples navigate tough situations more effectively.

Spiritual Intimacy:

Prayer serves as a foundation for a couple's spiritual journey together. When couples pray together, they align their values, beliefs, and life goals, creating a strong shared spiritual foundation. This shared commitment can lead to deeper emotional connections and a sense of unity in facing life's challenges together.

THE ROLE OF PRAYER IN COUPLES' HAPPINESS AND A STRONG MARRIAGE

By expressing their thoughts, feelings, and hopes to a higher power, couples learn to articulate their emotions and desires more effectively. This openness can translate into better communication within the relationship, as partners become more comfortable discussing sensitive topics.

Builds Empathy and Compassion:

Marriage inevitably comes with its share of misunderstandings and conflicts. Prayer can act as a catalyst for forgiveness and understanding. Engaging in prayer encourages couples to reflect on their actions, leading to greater empathy and a willingness to forgive. This practice fosters an environment where conflicts can be resolved more amicably, strengthening the relationship.

Through prayer, couples can develop a greater sense of empathy and understanding for each other. Praying for the well-being of a spouse can help focus on their emotional and spiritual needs, which strengthens the bond between them.

Encourages Forgiveness:

Incorporating prayer into daily life can cultivate a sense of gratitude for each other and the relationship. Couples who pray together often express appreciation for one another, acknowledging the love and support they provide each other. This practice of gratitude can enhance overall relationship satisfaction and promote a positive outlook on life.

Prayer can foster a forgiving mindset, helping partners to let go of resentments or past hurts. It can act as a reminder of humility and grace, essential for resolving conflicts and healing emotional wounds.

THE ROLE OF PRAYER IN COUPLES' HAPPINESS AND A STRONG MARRIAGE

Moreover, prayer creates a shared sense of purpose. Couples who pray together often align on their goals and values, which can provide a stronger foundation for their relationship. This shared spiritual practice can also reduce stress and anxiety, especially in challenging times, offering comfort and peace. In moments of uncertainty, prayer serves as a reminder that they are not alone in their struggles, reinforcing a sense of resilience.

Another powerful aspect of prayer is how it fosters spiritual intimacy. Praying together strengthens the bond between partners beyond the physical, nurturing a sense of closeness on a deeper, spiritual level. This spiritual intimacy often translates into greater emotional and physical closeness as well, deepening the connection between spouses.

Lastly, prayer strengthens trust. Couples who rely on prayer often feel a greater sense of trust in one another and in their relationship, believing that a higher power is guiding them. This trust helps them navigate life's challenges with confidence and unity, reinforcing their commitment to each other. In these ways, prayer not only provides a spiritual foundation for marriage but also enhances communication, empathy, forgiveness, and trust, all of which contribute to a strong and lasting union.

Prayer can play a significant role in keeping a marriage strong by fostering deeper emotional and spiritual connection between partners. Here are some ways prayer can strengthen a marriage:

Promotes Communication:

Praying together or individually for the relationship encourages open dialogue between spouses. It allows both partners to express their hopes, concerns, and gratitude, making them more attuned to each other's needs.

CHAPTER 4

THE ROLE OF PRAYER IN COUPLES' HAPPINESS AND A STRONG MARRIAGE

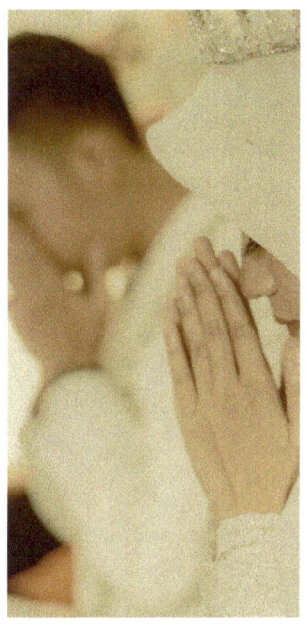 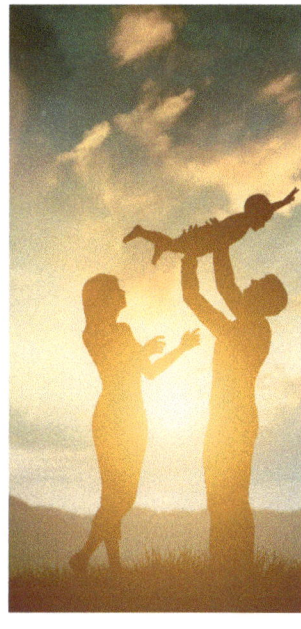 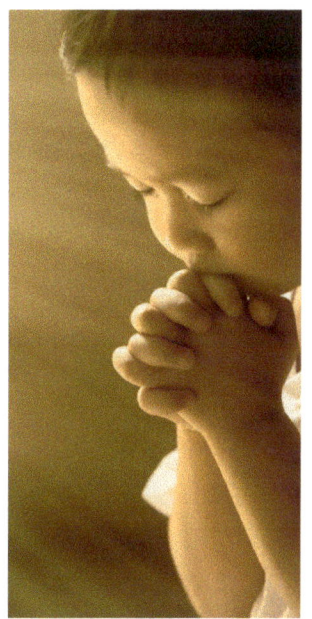

Prayer can play a profound role in strengthening a marriage by fostering emotional and spiritual connection between partners. It opens a channel for deeper communication, allowing spouses to express their hopes, concerns, and gratitude, making them more attuned to each other's needs. By praying together or individually for the relationship, couples build a foundation of empathy and compassion, encouraging them to focus on the emotional and spiritual well-being of their partner. This shared act helps each spouse develop a greater understanding of the other's perspective, leading to a deeper sense of unity.

One of the key benefits of prayer in marriage is its ability to encourage forgiveness. It nurtures a mindset of humility and grace, which is essential in resolving conflicts and moving past hurts. When couples turn to prayer during difficult times, they often find it easier to let go of resentment and work toward healing emotional wounds.

STEPS TO BECOME A RIGHTEOUS INDIVIDUAL

To become a virtuous person and enhance your spiritual behavior, consider taking the following actions:

1. **Strive for Goodness**: Efforts in performing good deeds, such as helping the needy and respecting others, can foster a strong moral foundation. Cultural anecdotes often highlight young individuals who find purpose and fulfillment through acts of kindness, reinforcing their commitment to virtuous living.

2. **Avoid Sins**: Make a conscious effort to distance yourself from harmful actions and resist temptations. Research in *Addictive Behaviors* suggests that those who maintain a strong spiritual connection are more likely to resist negative influences.

3. **Regular Worship and Prayer**: Consistent worship and timely prayers play a vital role in enhancing spiritual conduct. Studies show that regular prayer is associated with improved emotional stability and a sense of belonging, creating a long-term positive impact on mental health.

4. **Study and Reflect on Spiritual Matters**: Reading religious texts and engaging with philosophical works can provide deeper insights into spiritual concepts and improve behavior. Anecdotes from students of spirituality often emphasize the transformative power of knowledge in shaping their values and actions.

5. **Self-Discovery and Inner Strengthening**: Practices like meditation and mindfulness can help cultivate self-awareness and strengthen your spirit. A study in *Health Psychology* indicates that regular meditation can lead to increased emotional resilience and a more profound sense of purpose.

7. **Commitment to Ethics and Values**: Adhering to moral principles and human values will help you become a worthy and virtuous individual. Remember that spiritual growth is a lengthy and ongoing process requiring patience and continuous effort.

GUIDANCE FOR THE SEEKING YOUTH

For a young, educated individual who is unfamiliar with God and spirituality but eager to learn, consider the following steps:

Seek Knowledge
Actively pursue knowledge about God, spirituality, and religious teachings through reading books, attending lectures, or joining study groups. Anecdotes from young seekers often emphasize the life-changing impact of education on their spiritual journeys.

Engage with Mentors
Find mentors or spiritual guides who can provide insight and support on your journey toward understanding God. Positive experiences with mentors can instill confidence and clarity in young individuals.

Participate in Community Activities
Engage in community services and activities that promote spiritual growth and foster connections with like-minded individuals. Research indicates that social involvement is linked to increased happiness and life satisfaction.

Practice Mindfulness
Incorporate mindfulness and reflective practices into your daily routine to develop a deeper connection with your inner self and spirituality. Studies show that mindfulness practices can lead to long-term improvements in mental health.

Remain Open-Minded
Approach your spiritual journey with curiosity and an open mind, willing to learn and grow. Anecdotes from individuals who embrace openness often highlight the transformative experiences that arise from being receptive to new ideas.

By following these steps, you can embark on a meaningful journey of spiritual exploration and understanding, ultimately leading to a more fulfilled and purposeful life.

THE POSITIVE EFFECTS OF WORSHIP ON BEHAVIOR

Increasing Social Justice Awareness
The belief in worship can cultivate an awareness of social justice issues, encouraging individuals to advocate for marginalized communities. Anecdotes from youth involved in religious activism often reveal a sense of purpose and commitment to social change.

Fostering Empathy and Kindness
Engaging in worship may enhance feelings of empathy and kindness toward others. A study published in Personality and Social Psychology Bulletin indicated that individuals who engage in prayer tend to exhibit higher levels of altruism and concern for others.

Enhancing Morality
Adhering to divine will can lead to improved moral behavior and engagement in good deeds. Research from Developmental Psychology shows that individuals who participate in religious practices often display higher levels of moral reasoning and ethical behavior.

Increasing Self-Awareness
Worship can foster self-discovery and a deeper understanding of oneself. Scientific studies suggest that individuals who engage in reflective prayer or meditation demonstrate improved self-concept and personal insight.

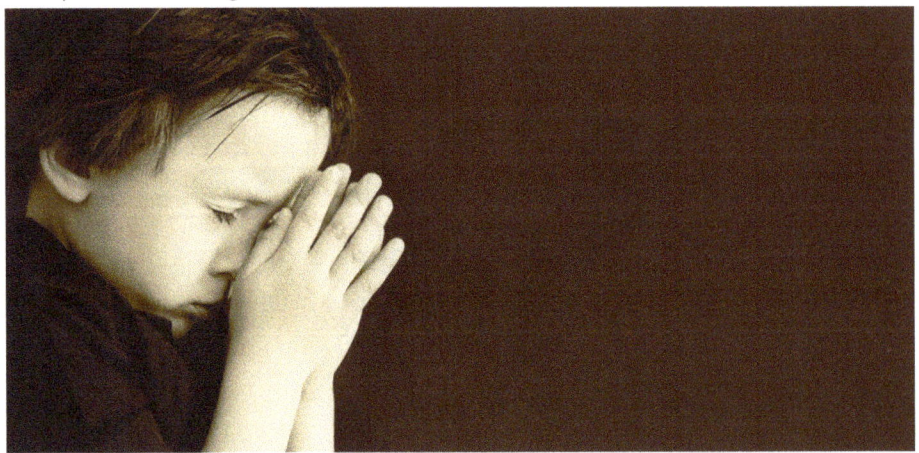

THE POSITIVE EFFECTS OF WORSHIP ON BEHAVIOR

Discussions with Religious Scholars
Engaging in conversations with religious leaders and scholars can provide young people with new perspectives on faith. This not only deepens their understanding of religious tenets but also encourages critical thinking about their beliefs.

Worshiping God can lead to several positive impacts on behavior, including:

Spiritual Resilience
Worship can increase spiritual strength, enabling individuals to face life's challenges more effectively. Research published in Psychological Science has shown that individuals who engage in regular prayer exhibit higher levels of resilience during stressful times.

Creating Connections with Others
Worship fosters social connections with others who share similar values, which can lead to supportive friendships and community engagement. A study from *Social Science & Medicine* found that social support derived from religious communities can significantly mitigate feelings of loneliness and isolation.

Peace and Mental Health
Engaging in worship can promote mental well-being, as studies suggest a correlation between regular prayer and improved mental health outcomes. For instance, research in the Journal of Clinical Psychology highlights that individuals who pray regularly often report lower levels of stress and anxiety.

Increasing Social Justice Awareness
The belief in worship can cultivate an awareness of social justice issues, encouraging individuals to advocate for marginalized communities. Anecdotes from youth involved in religious activism often reveal a sense of purpose and commitment to social change.

THE BENFITS OF WORSHIP FOR YOUTH

To further nurture their interest in worship, it is important to introduce them to different forms of prayer, such as silent reflection, communal gatherings, or personal supplication, allowing them to discover which resonates most deeply. Explaining the spiritual, emotional, and social advantages of prayer can deepen their understanding and inspire them to incorporate it as a meaningful aspect of their daily lives.

Studying and Contemplating the Quran
Engaging with the Quran not only fosters a sense of closeness to God but also encourages critical thinking and reflection. Studies have shown that youth who engage deeply with their religious texts often experience enhanced cognitive development and better emotional regulation. For example, a study published in the *Journal of Adolescence* found that adolescents who read sacred texts regularly showed lower levels of anxiety and depression.

Reciting Prayers and Meditative Practices
The act of reciting prayers can enhance the feeling of direct communication with God. Many cultures incorporate meditative practices into their prayer rituals, such as mindfulness meditation in Buddhism or the Sufi practice of Dhikr, which involves the repetitive chanting of God's names. These practices have been shown to decrease stress levels and improve mental health. Anecdotes from participants in such practices often highlight transformative experiences, where individuals report feelings of peace and connectedness.

Focusing on Spirituality and Mindfulness
Concentrating on spirituality and engaging in mindfulness can help boost faith and connection with God. Research indicates that mindfulness meditation can significantly improve self-awareness and emotional regulation. For instance, a study in the *American Journal of Psychiatry* demonstrated that mindfulness practices could lead to long-term reductions in anxiety and depression among adolescents.

CHAPTER 3

THE BENFITS OF WORSHIP FOR YOUTH

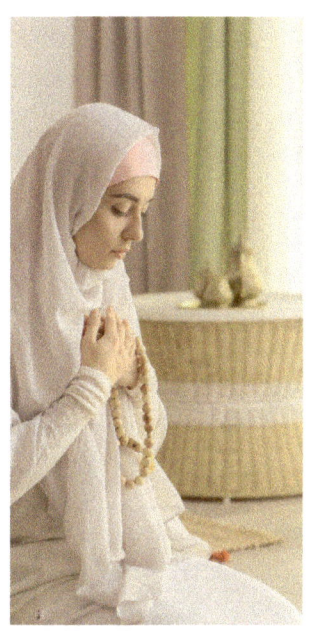 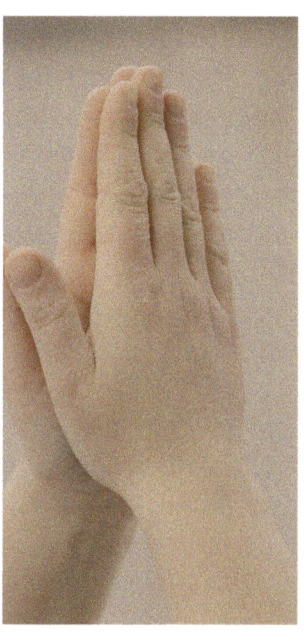 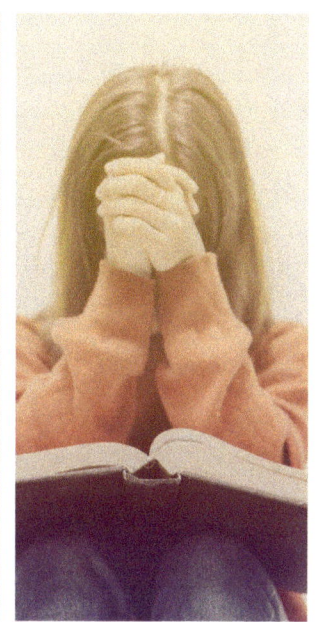

Prayers play a crucial role in the development of young individuals by nurturing their spiritual connection with God. This connection not only serves as a foundation for their faith but also has profound effects on their emotional and psychological well-being. Engaging in regular prayer can build emotional resilience, helping young people manage stress, anxiety, and the challenges they face in daily life. Prayer instills a sense of purpose, giving them a higher calling that transcends immediate concerns and encourages them to seek meaning in their actions and decisions.

Additionally, prayer strengthens their ties to religious and social communities, providing them with a sense of belonging and support. Being part of communal worship fosters positive relationships with peers and mentors who share similar values, contributing to their overall sense of solidarity and social well-being. By encouraging young individuals to explore prayer as a source of guidance, peace, and connection, they can better understand the multifaceted benefits that prayer offers in shaping their personal growth, mental health, and spiritual journey.

PRAYER FOR OVERALL PHYSICAL AND MENTAL HEALTH

Mindfulness and Meditation Practices

Many prayer practices overlap with mindfulness and meditation techniques. Mindfulness meditation, for instance, encourages individuals to focus on the present moment, which complements the contemplative aspects of prayer. Combining these practices can deepen spiritual experiences and enhance overall mental health, allowing individuals to cultivate greater awareness and presence in their daily lives.

Long-Term Effects of Prayer

Engaging in consistent prayer practices can yield long-term benefits, such as improved emotional resilience and coping strategies for chronic health conditions. Studies suggest that individuals who pray regularly may experience lower rates of depression and anxiety over time, contributing to an overall increase in life satisfaction and well-being.

Addressing Potential Challenges

While prayer can be immensely beneficial, individuals may face challenges or doubts about their spiritual practice. It's essential to acknowledge feelings of inadequacy or uncertainty as part of the journey. Seeking guidance from spiritual leaders, engaging in community support, and approaching prayer with an open heart can help individuals overcome these obstacle.

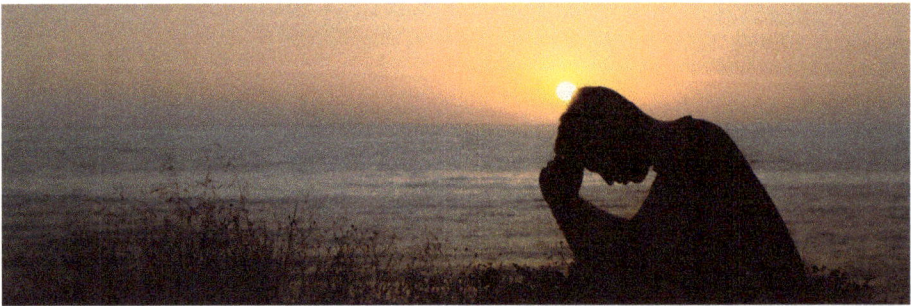

PRAYER FOR OVERALL PHYSICAL AND MENTAL HEALTH

Enhanced Awareness

Focusing on prayer and meditation improves cognitive awareness and focus. A study from the American Journal of Psychiatry highlights how meditation practices enhance cognitive functions such as memory, attention, and concentration, leading to greater mental clarity and improved performance in daily tasks.

Impact on the Endocrine System

Prayer can help balance the body's hormones. Research shows that certain types of prayer can release positive hormones in the brain, such as endorphins (the "happiness hormone"), which improve mood, bring a sense of satisfaction, and reduce pain. A study in Psychosomatic Medicine found that individuals who pray regularly experience better hormonal balance, contributing to overall well-being.

Stimulation of Specific Brain Areas

Spiritual practices like meditation and prayer can activate areas of the brain associated with relaxation and happiness. For instance, neuroimaging studies have shown that consistent prayer can enhance activity in the prefrontal cortex, the area linked to higher cognitive functions and emotional regulation.

Improved Mood and Optimism

Spiritual practices can enhance mood, increase hope, and foster a positive outlook on life. According to a study published in the *Journal of Positive Psychology*, individuals who incorporate prayer into their daily routine report higher levels of optimism and life satisfaction, contributing to long-term mental health and resilience.

CHAPTER 2

PRAYER FOR OVERALL PHYSICAL AND MENTAL HEALTH

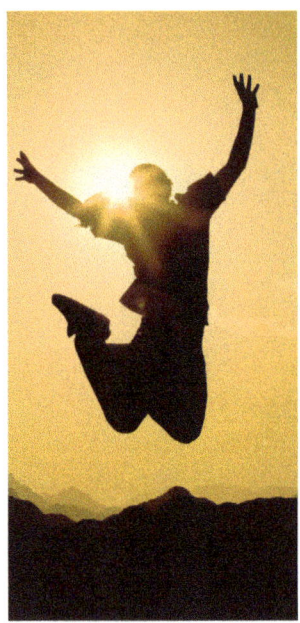 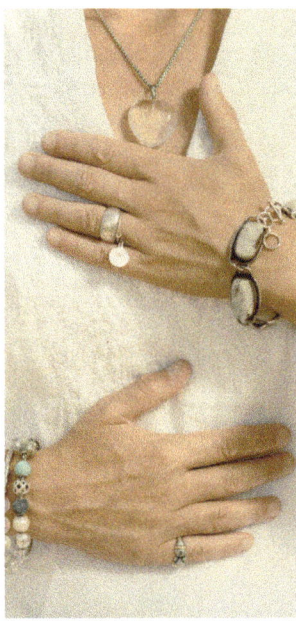 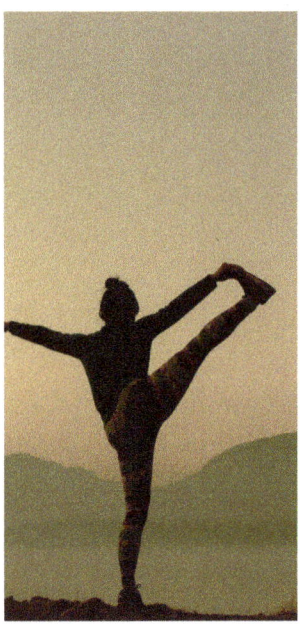

Prayer and meditation can have profound positive effects on both the brain and body. Numerous scientific studies have shown that spirituality and religious practices can enhance brain function and mental well-being.

Below are some of the key positive effects of prayer on the brain and body:

Positive Effects of Prayer on the Brain and Mental Health

Stress Reduction

Research indicates that prayer and spiritual focus can significantly reduce levels of stress and anxiety. For example, a study published in the Journal of Health Psychology found that individuals who engaged in regular prayer reported lower levels of stress and greater feelings of calm. Lowering stress levels helps improve the brain's resilience in dealing with everyday pressures, ultimately calming and focusing the mind.

CONNECTION TO COMMUNITY THROUGH GROUP PRAYER

Group prayer offers unique benefits compared to individual worship. Here are some effects of group prayer that enhance its impact:

Strengthening Social Bonds: Group prayers can enhance social connections and increase feelings of solidarity and loyalty within the group, fostering a sense of belonging and mutual support.

Increased Commitment: Praying in a group can heighten commitment to spiritual practices and make it easier to stay consistent in worship.

Boosting Responsibility: Group worship can instill a sense of responsibility toward fellow members and the community, strengthening both religious and social obligations.

Increased Motivation: Being surrounded by people who share the same spiritual goals can enhance enthusiasm and motivation for prayer and other acts of worship.

Sharing Spiritual Experiences: Group prayer provides an opportunity to share experiences and insights with others, allowing participants to learn from each other and grow spiritually together.

In summary, both individual and group worship can improve physical and mental health, helping individuals achieve greater peace and happiness in life.

PRACTICAL GUIDANCE FOR INCORPORATING PRAYER

10. Reflect and Listen
After your prayer, take a few moments to sit in silence. Prayer is not only about speaking but also listening—to your intuition, your heart, or divine guidance. Silence creates space for reflection, insights, and a sense of inner peace.

11. Seek Guidance When Needed
If you're unsure how to deepen your prayer life, consider seeking guidance from a spiritual leader or reading spiritual texts. Learning from others' experiences and practices can provide inspiration and support in your journey.

12. Be Patient with the Process
Prayer is a deeply personal and evolving practice. It's important to be patient with yourself as you establish this habit. There's no "right" way to pray; it's about creating a space for spiritual connection that feels meaningful to you.

By incorporating prayer into your daily life with intention and consistency, you can nurture a practice that fosters peace, mindfulness, and a stronger sense of purpose.

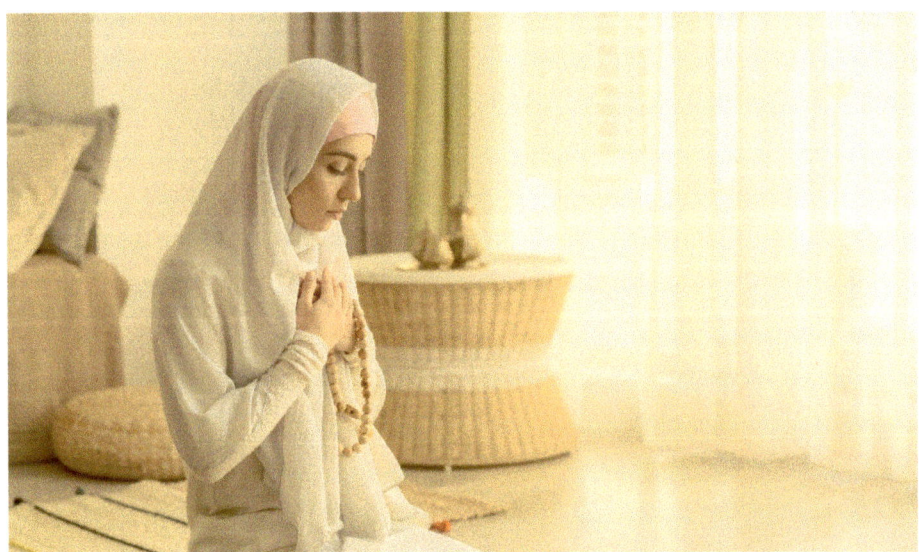

PRACTICAL GUIDANCE FOR INCORPORATING PRAYER

4. Use Structured Prayers
For those new to prayer or seeking more guidance, using structured prayers or traditional prayers from your faith tradition can be a helpful starting point. These established prayers provide a framework and may offer comfort through their familiarity.

5. Incorporate Personal Reflection
In addition to formal prayers, take time for personal reflection. This can be a more spontaneous, conversational prayer where you speak to a higher power about your thoughts, concerns, goals, or challenges. Allow your prayers to be honest and open, as if you're having a heartfelt conversation.

6. Pray for Others
A meaningful part of prayer is focusing on the well-being of others. Whether it's friends, family, or people in need, dedicating part of your prayer to those outside yourself fosters compassion and empathy. This practice can also help shift your mindset from personal worries to thinking about the needs of others.

7. Incorporate Breathing or Meditation
Prayer doesn't always have to be spoken. You can incorporate deep breathing or meditation as part of your prayer practice. Slow, mindful breathing can help center your thoughts and calm your mind, allowing you to focus more deeply on your spiritual connection.

8. Use Journaling
If you're someone who finds it easier to express thoughts through writing, consider keeping a prayer journal. Write down your prayers, reflections, and any insights or revelations you may experience. This can serve as a meaningful record of your spiritual journey and help deepen your connection over time.

9. Pray Through Action
Prayer can extend beyond quiet moments and become part of your daily life through intentional actions. Practicing kindness, compassion, and mindfulness in how you treat others can be an active form of prayer.

PRACTICAL GUIDANCE FOR INCORPORATING PRAYER

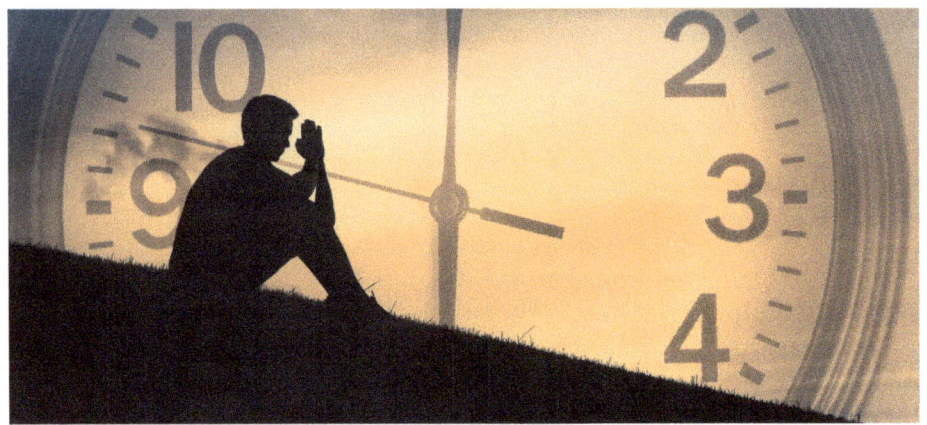

Incorporating prayer into daily life as an individual can be a transformative practice, enhancing spiritual, emotional, and mental well-being. To make prayer a consistent part of your routine, here's a practical guide that can help:

1. Create a Sacred Space
Designate a quiet, peaceful spot in your home where you can pray without distractions. It can be as simple as a corner with a comfortable chair or a small mat. You may want to place meaningful objects such as candles, a journal, or spiritual texts there to make it feel more special.

2. Establish a Routine
Make prayer a regular habit by integrating it into your daily routine. Begin by setting aside a specific time each day, such as first thing in the morning or before going to bed. Consistency is key. Even starting with just a few minutes of prayer can gradually lead to a deeper, more fulfilling practice over time.

3. Start with Gratitude
A simple way to begin prayer is by expressing gratitude. Take a few moments to reflect on the things you're thankful for, whether it's your health, relationships, or small blessings in your life. This helps to shift your focus to the positive aspects of your day and cultivates a mindset of appreciation.

FORMS OF WORSHIP

Apart from the primary forms of worship mentioned, there are several other ways individuals can connect with God, such as:

Daily prayer: Maintaining regular prayers forms the foundation of religious devotion and is often referred to as the pillar of faith.

Recitation of praises (Adhkar): Constantly repeating phrases like "SubhanAllah" (Glory to God), "Alhamdulillah" (Praise be to God), and "Allahu Akbar" (God is the Greatest) can be done at any time, deepening one's mindfulness of God.

Study and reflection on holy texts: Meditating on the teachings of holy books, such as the Quran, is a profound way to grow spiritually and gain insights into God's will.

Generosity and service: Offering service to humanity and helping others are viewed as forms of worship because they are actions that align with God's love for kindness.

Contemplation and reflection: Thinking about the wonders of creation and the signs of God in nature fosters a deeper spiritual connection and appreciation for life.

Love and kindness towards others: Acts of compassion and serving others are considered forms of worship, as they embody divine values.

Conclusion
Worship, in its many forms, serves as a path to spiritual growth, inner peace, and closeness to God. Whether through prayer, fasting, charitable giving, or other spiritual practices, each act of devotion brings believers closer to God and aligns their lives with divine will. This chapter has outlined the core practices of worship and highlighted their role in fostering a deeper connection with the Divine, setting the foundation for a fulfilled and harmonious life.

FORMS OF WORSHIP

4. **Fasting During Ramadan**
Fasting in the holy month of **Ramadan** is another key act of worship in Islam. It not only fosters self-control and spiritual discipline but also heightens empathy for those in need. By refraining from food and drink, believers are reminded of the blessings they often take for granted, and through this practice, they express their gratitude to God. Fasting also encourages introspection, self-purification, and nearness to God.

5. **Charitable Giving **
One of the most impactful forms of worship is giving to the less fortunate. **Charity** and **Zakat** (obligatory almsgiving) are highly valued in Islam, as they reflect a believer's commitment to social responsibility. Through giving, individuals not only help uplift those in need but also seek to earn God's favor and blessings, fostering a sense of solidarity within the community.

6. **Pilgrimage and Veneration of Sacred Sites**
Pilgrimage, such as the Hajj to Mecca in Islam or the veneration of sacred sites in other faiths, is a spiritual journey that allows individuals to distance themselves from worldly distractions and connect deeply with God. These sacred journeys serve as a profound reminder of human mortality and the soul's ultimate destination toward divine reunion.

7. **Spiritual Reflection and Invocation of God's Names**
Dhikr (remembrance) through the invocation of God's names is a form of meditation that helps believers focus on God's greatness. By repeatedly reflecting on God's attributes, such as **Merciful**, **Compassionate**, and **Omnipotent**, individuals find solace in knowing that God is always present in their lives. This practice fosters deep spiritual awareness and inner peace.

FORMS OF WORSHIP

Across different religious traditions, whether it's in Hinduism, Christianity, Islam, or indigenous spiritual practices, people use prayer to give thanks for blessings, ask for protection or strength, and seek forgiveness for mistakes.

In this chapter, I will explore the diverse forms of worship in Islam, as it's the one I have studied, but similar forms are found in various spiritual traditions. While there are commonalities and differences in their expressions, they all can have similar positive impact on health and wellbeing.

1. **Prayer (Namaz) and Devotion to God**
Prayer is one of the most central forms of worship, bridging the gap between humans and the Divine. In Islam, **daily prayers** (Salah) are obligatory and serve as constant reminders of God's presence in one's life. These five daily prayers help practitioners seek guidance, ask for blessings, and maintain a conscious relationship with the Almighty throughout the day. Beyond its spiritual significance, prayer also has a calming effect, bringing inner peace and a focused mind.

2. **Recitation of the holly book**
Reciting the **Quran** is another significant form of worship in Islam. It is believed that the Quran contains the direct words of God, and reading or reciting its verses not only brings spiritual merit but also serves as a reminder of God's guidance and commands. Reflecting on the Quranic teachings brings inner tranquility and helps individuals navigate life's challenges with wisdom and moral clarity.

3. **Supplication (Dua)**
Dua, or supplication, is a personal dialogue between an individual and God, through which one expresses needs, desires, and concerns. Dua not only strengthens one's spiritual bond with God but also provides emotional relief and trust in divine providence. In times of distress or gratitude, offering supplications allows believers to rely on God's wisdom and mercy.

CHAPTER 1

FORMS OF WORSHIP

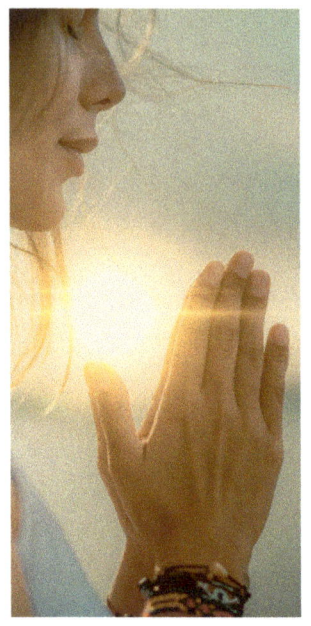 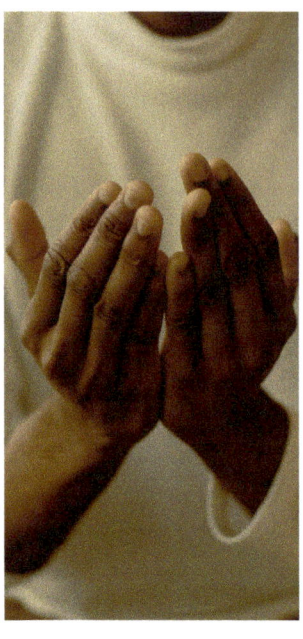 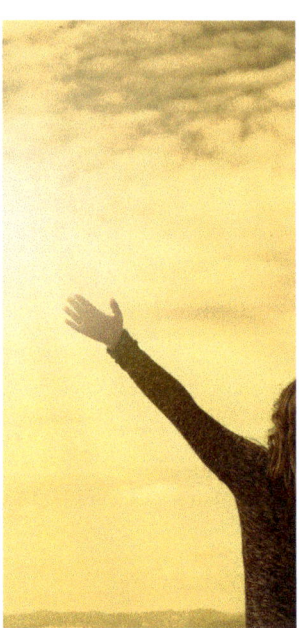

Worship refers to actions and rituals intended to draw closer to God and deepen one's connection with the Divine. The forms of worship differ across religions and spiritual beliefs, encompassing various methods and practices dedicated to venerating God. Although the term "worship" is prevalent in many faiths, its definition and associated rituals may vary across different religious traditions.

At the heart of all forms of worship is the spiritual goal of aligning oneself with divine values, leading to moral growth, inner peace, and eternal happiness. Engaging in worship strengthens one's spiritual resilience and fosters a sense of peace in both personal and communal life.

Prayers often follow specific rituals, times, and formats. These structured approaches often reflect the importance of prayer in maintaining a spiritual rhythm in daily life. Expressions of gratitude, requests for help, and seeking forgiveness are also common elements.

POWER OF PRAYER

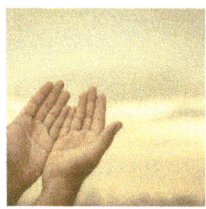 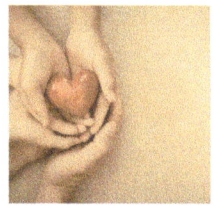

1. FORMS OF WORSHIP

2. PHYICAL AND MENTAL HEALTH

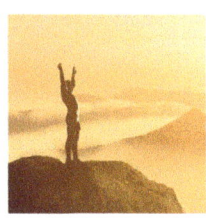 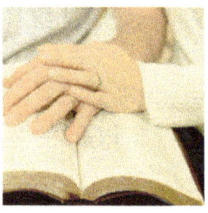

3. PERSONAL GROWTH

4. MARRIAGE & FAMILY

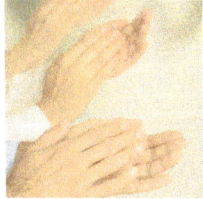 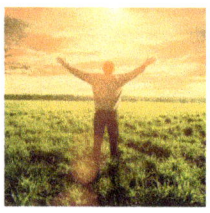

5. PROFESSIONAL PERFORMANCE

6. OVERALL WELLBEING

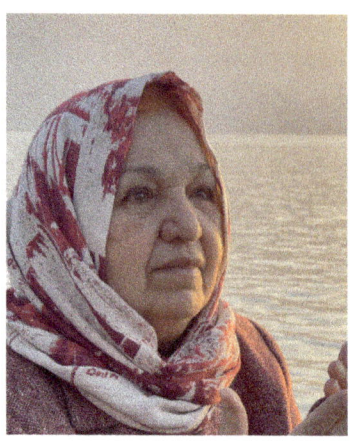

In the name of all Mighty God and with his support I decided to write this book on the benefits of worship on mental and physical health, in order to help others discover the endless benefits and positive impact of spritiual prayer on overall wellbeing and happiness. It bring me immense joy, when I think of all the people who could read this book and it could help them get closer to God and exeperience his blessings in their own lives.

In the past, I had the privilage of being a school teacher, helping children discover the many aspects of worship in Islam. To this day, I feel blessed, when my old student tell me how those lessons have helped them live a more meaningful and fullfilling lives, and how they are now passing on thoese principales to their own children.

This book is my intent to give back for the privilage I had to live my life under His protection and I hope it can help you find your way to His blessings.

The completion of this book would not have been possible without the dedicated support of my dear daughter Maryam, to whom I am forever grateful.

———

Badrolsadat Hateli Esfahani

POWER OF PRAYER

SPIRITUAL PRACTICES FOR A
HEALTHIER AND MORE
MEANINGFUL LIFE

**BADROLSADAT
HATELI ESFAHANI**